大展好書 好書大展

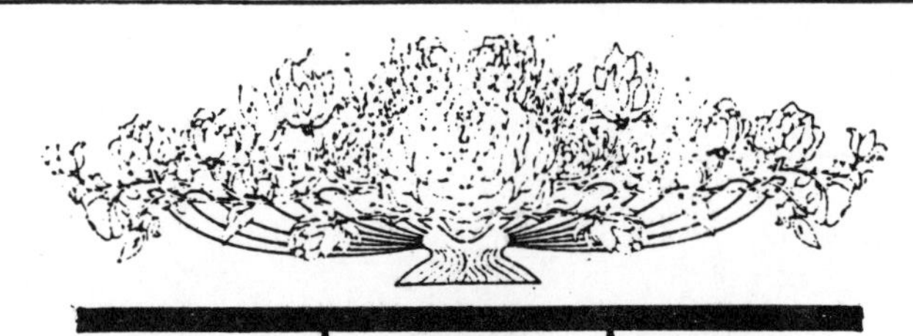

甲殼質殼聚糖健康法

健康圖書館編輯部／編
沈永嘉／譯

大展出版社印行

序　言

最近，甲殼質殼聚糖這項物質受人注目。成為甲殼質殼聚糖的原料之甲殼質，就是形成螃蟹和蝦的甲殼等之成分，如今，在很多研究者之間進行嘗試，從以前只不過是廢料的蟹殼和蝦殼中抽取甲殼質，進一步地想有效利用它。隨著甲殼質殼聚糖所具有的機能，一一解明後，在各式各樣的領域下，它成為「題材」，被各部門高估。

現在，成為甲殼質殼聚糖之主要原料的是紅堪察加擬石蟹的殼，但它的活躍領域，相當驚人的廣。包括工業、醫療、農業、健康食品、化妝品……。和我們的生活息息相關的領域，有許多甲殼質殼聚糖的產品。特別是以甲殼質殼聚糖做為健康食品的材料，更顯露頭角，再三地成為電視、報紙為首，各種媒體的熱門問題。

其理由不外乎，甲殼質殼聚糖所蘊藏的各種作用，非常受人注目所致。關於這一切，將在本文中詳述。但極簡單的一句話，在現代社會的生活裡，關於正在消失或者正在減退的「自然治癒力」，甲殼質殼聚糖能給予原狀穩定（Homeostasis 醫）的威力。

本書的主旨是根據甲殼質殼聚糖的基本知識，主要探究以下各項：包括它在健康的領域是如何定位，以及被闡釋成什麼樣的功能，進一步地，對於實際的利用者起了何種變化。另外，今後的課題是歸納它究竟存在於何處等等。

甲殼質殼聚糖，對健康是了不起的原料，此點凡是研究者，任誰都肯定的。站在讀者的立場，在活用到極限時，盼能得到正確的資訊消息。本書的目的，正有此點功能。

目錄

第三章 為何需要健康食品呢

——甲殼質殼聚糖的健康食品和成人病的預防

第四章　面對甲殼質殼聚糖的未來

第一章

今後最受注目的物質

如何製成甲殼質殼聚糖

●含在蟹殼裡的驚異物質

甲殼質殼聚糖的名稱，漸漸地廣爲周知，是最近的事。但是，開始被認識之後，其浸透速度之快，是非常耀眼的。背景就是甲殼質殼聚糖對我們具有各種有效的作用，已依序被證實。現在，如果說甲殼質殼聚糖在應用和潛能上，是最爲受期待的物質，實在不爲過。

那麼，甲殼質殼聚糖到底是什麼物質呢？一般只知道是由蟹和蝦的甲殼所提取的物質。以前，只不過是難以處理的廢棄物之蟹殼、蝦殼，如今將它加以有效利用，這可說是科學的慧眼。

現在的甲殼質殼聚糖，主要以提製蟹殼做爲甲殼質的原料。但是，含有甲殼質的物質，也不只是蟹和蝦殼而已。甲殼質殼聚糖以蟹和蝦、蝦蛄等的甲殼類爲首，像獨角仙和

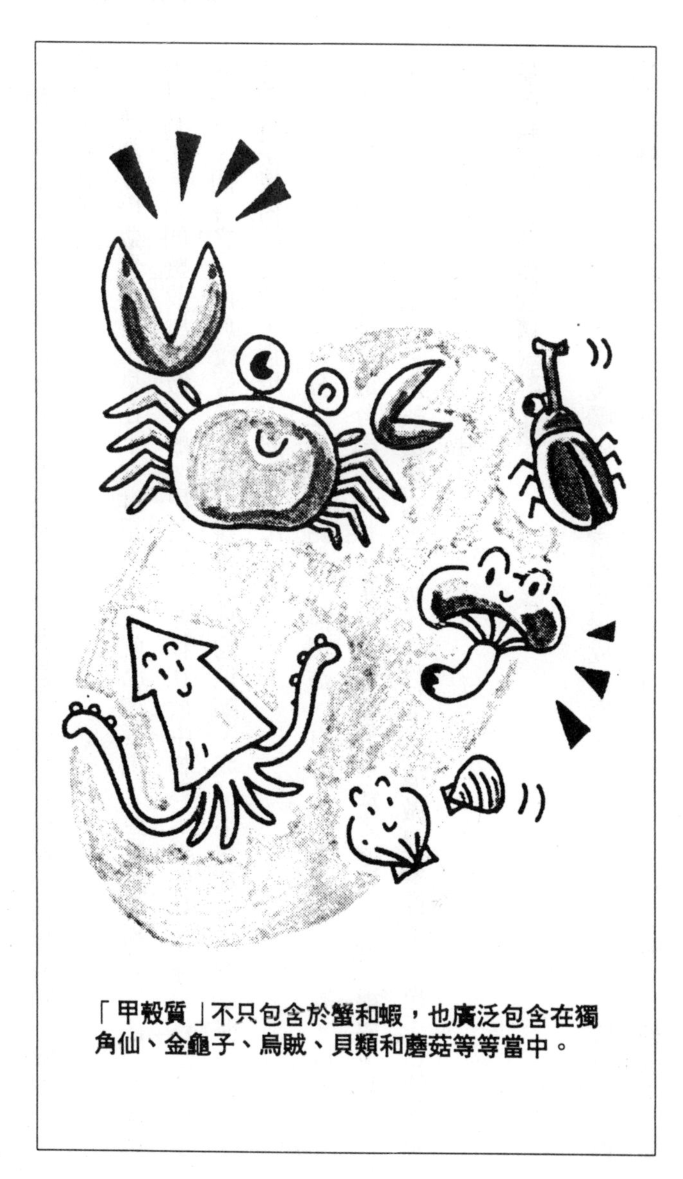

「甲殼質」不只包含於蟹和蝦，也廣泛包含在獨角仙、金龜子、烏賊、貝類和蘑菇等等當中。

金龜子等昆蟲類的外骨骼，和烏賊、貝類等軟體動物的軟骨以及磨菇和菌類的細胞壁等都廣泛地存在著。

雖然，甲殼質本身，早在十九世紀之初，就已被發現，但是其後卻未曾有「創意」地加以利用。如同蟹殼所象徵一般，甲殼質主要存在於生物爲了抵禦外敵保護自己的壁壘障礙部分。簡言之，由於蟹殼等太硬了難以處理的這點，成爲不想利用的主要理由。但是，隨著科學技術的發達，應用方向已露出曙光。

大致而言，蟹殼由百分之五十的鈣質等無機鹽、百分之二十的蛋白質等，以及百分之三十的甲殼質而成。這些成分環環相扣，是形成强韌的甲殼之原因。爲了提取甲殼質，說來簡單，只要從甲殼裡去掉無機鹽和蛋白質等就行了，但做起來卻不容易。它的精製過程，下面就讓我們簡單地說明吧！

●甲殼質殼聚糖的精製方法

除去肉的甲殼，水洗後曬乾，然後將它搗成粉末。將此粉末浸泡在稀鹽酸粒，將鈣溶化在溶液中，再水洗之後，就可去掉了。在這處理的過程當中，甲殼質殼聚糖起了微妙的變化，如果以乙二胺甲酚四醋酸來取代稀鹽酸，則甲殼質不會起變化。

另外，去除蛋白質時，可使用稀氫化鈉乳液。將已經去除鈣的甲殼浸泡在溶液裡，煮沸三十六個小時。接下來水洗後，這就是甲殼質。

殼聚糖就是從甲殼質中去除乙酰基而成的，要去除乙酰基在處理時，必須使用30～50％的濃氫化鈉溶液。把甲殼質泡在氫化鈉溶液中後加熱，乙酰基和氫化鈉離質起反應，成爲醋酸離水。總之處理之後水洗的話，當然就可去除乙酰基。另外，這個過程，去除多少程度的乙酰基，就稱爲脫乙酰化度。

脫乙酰化度，處理時會隨著使用的氫化鈉溶液的濃度和處理的時間，或者處理的溫度而有所不同。氫化鈉溶液的濃度愈高，處理時間愈長，以及處理溫度愈高，脫乙酰化度方面愈能得到多量的殼聚糖。

這些都是從蟹和蝦的甲殼抽出甲殼質和 殼聚糖的方法，但另外還有從接合菌類得到殼聚糖的方法，也正在研究中。在自然界中，可取得殼聚糖的天然物只有接合菌類而已。接合菌類本來存在於細胞壁裡，必須想辦法抽出。

用稀醋酸等來提取的方式是可以利用的，比起使用鹽酸和氫化鈉溶液，更容易處理多了。雖然尚在研究階段，但期待能夠對甲殼質殼聚糖的利用，拓展出新的可能性。

●甲殼質殼聚糖的作用

甲殼質殼聚糖的作用非常繁多，開始被利用是大約在十年前左右，但後來經過研究，繼續擴大有效利用的範圍。具代表性的有：原料資源的利用、醫療範圍的利用、農業範圍的利用、水的淨化等環境的範圍之利用等。

很多公司已著手研究、開發，且正在進行甲殼質殼聚糖的產品化。這就是甲殼質殼聚糖相當具有潛能的證明。

關於實際利用的方式，將在第二章中舉證。在這裡先簡單列出甲殼質殼聚糖的作用。

●**電解質複合體**……這是離子化學上，吸附特定物質的作用。我們可利用此作用吸取污水中的物質、一方面過濾水，同時在食品製造之際，進行蛋白質的回收。此外，也被利用作爲天然高分子凝集劑。

●錯體……重金屬離子的回收和去除作用。放射性元素的去除作用。利用容易吸附於分子量大的重金屬的甲殼質殼聚糖之性質，嘗試讓它吸附鈾和鏞（Pu）。

根據一九九三年的報導，俄羅斯政府想打撈舊蘇聯的原子潛水艦，建立了利用甲殼質殼聚糖的計劃。將易於和鈾、鏞結合的甲殼質殼聚糖混合化學物質之後，佈滿在原子力潛水艦內，萬一漏出放射能，就能用來吸附鈾和鏞。

●離子交換……陽離子交換體，用以從蛋白質的混合物中，精製特定的蛋白質等等。

●制酸……制酸劑。

●分子認識……利用親和性，用以製造植物凝集素、小麥胚芽、酵素（磷酸化酶激酶、尿激酶）。

●吸附……………………可做爲香煙的濾器，用以吸附尼古丁、脫色等等。

●強化表面塗抹的黏性……用以提高塗料、染料的效果。

●成色鮮明………………照相材料上的使用，防止褪色，促進影像效果。

●紙張強化………………用於製紙、印刷。

●光線屈折率的增強……液晶等的利用。

●光線硬化………………利用在玻璃、金屬表面的覆蓋材料。

●**紡線**……………………利用在吸收性外科用的縫線。

●**蛋白質的固定化**…………利用在固定化酵素。

●**固有有機合成**……………從氯乙酰脫乙酰合成甘氨酰脫乙酰的時候利用。

●**凝膠**………………………使用於隱形眼鏡、低卡路里食品、醫療材料、人工血管等。

●**免疫力強化**………………期望預防、治療細菌感染，以及製造制癌劑。

●**抗血栓**……………………利用在抗血栓劑。

●**阻止血液凝固**……………代用肝素。防止凝血，促進血液循環時利用。

●乳化、吸濕、保水膜……化粧品、整髮料、逆浸透膜、過濾膜、離子交換膜、人工透析等利用。

●抗膽固醇……抗膽固醇劑時利用。

●兩分因子……利用在食品添加劑、乳兒用奶粉添加劑。

●抗菌、抗黴……利用在抗黴劑、抗黴防止劑、香港腳治療藥上。

●抗病原毒……利用在醫藥品、植物病原毒病防除劑。

●促進創傷治癒效果……利用作爲人工皮膚治傷藥。

●物質分配……時間性醫藥品、農藥、礦質强化產卵時利用。

●除放物質……………利用作爲醫藥、農藥、營養的除放體。

●培養土壤微生物……利用在土壤改良劑、肥料等。

其範圍真是廣泛的驚人。但是，甲殼質殼聚糖的潛能，當然不只是網羅在以上的研究。毫無疑問，透過今後的研究，它的利用範圍將繼續的拓展是不會錯的。另外，甲殼質殼聚糖是屬於生物，這一點也是不能錯過。

量產體是構成生物體的成分，被加以大量地生產。代表的生物量產體是纖維素，據說植物的纖維成分有纖維素，在一年間可生產一百億噸之多。我們廣泛的利用纖維素作成衣料和紙漿等，但甲殼質殼聚糖也同屬於量產體，因產量豐富，而受到相同的期待。

第二章

甲殼質殼聚糖多樣的應用範圍

在第一章大概說明了甲殼質殼聚糖的作用。下面再說明甲殼質殼聚糖在我們的社會中，如何地實際應用和被利用。

環境問題和甲殼質殼聚糖

●工業、生活廢水的淨化

在人口密集的都市圈裡，隨著產業的升級，廢水處理成爲嚴重的問題。我們清楚地知道，工業廢水和生活廢水裡，所含的有機物，給我們的生活環境帶來多大的負面影響。像痛痛病、水俣病等列爲受工業廢水所致的疑難雜症，成爲長期的社會問題，甚至持續到現在。

當然，那些廢水並非毫無顧忌的流動。透過各種淨化裝置設備的處理，以現狀而言，仍不能完全以安全的形式來廢棄。而如今，方利用殼聚糖來做廢水的處理。

出現在污水處理場的污泥，因被籠罩在洋粉瓊脂狀的物質中，要像原狀般地脫水是很難的。但是，因爲添加殼聚糖，形成污泥的凝集、沈澱，輕而易舉地達到脫水處理的狀態。以這樣的目的使用殼聚糖，脫乙酰化度必須在百分之七十以上；而以糞尿處理場，下水處理場爲首，在食品製造工廠等，也實際地使用。

另外，殼聚糖也有製造重金屬類和複體，有螯合作用的性質。螯合作用的意思是，透過離子鍵來形成金屬原子，就像是用蟹螯去夾住飯糰那樣的構造，利用金屬原子的性質，在含有重金屬的廢液處理上使用聚殼糖。

當然，有關重金屬類的螯合作用，也自然會作用在我們的體內。總之，體內要防止潛入重金屬類，要有排出體外的功能。排除前述公害所引起的疑難雜症，這是環保對策該注意的要點。

●被質疑安全性的自來水

從前有人形容日本人說：「日本人以爲水和安全是免費的。」

姑且不論安全如何，的確，由歐美人士看來，日本可直接飲用自來水之情形，確實反映出令人羨慕之處。但是，這樣的事情已美景不再了。自來水水源的污染，嚴重的變成自來水既難喝又臭，對身體是有害的。連大衆媒體也大談自來水的可怕，甚至於雜誌也刊載了激進的報導說：在大阪喝的是京都的小便。

可見，山明水秀的美麗國度已顯然變貌了。

水質污染的原因是複合性的。農業用的農藥、肥料大量使用也是原因之一。尤其是氮肥料使湖水及貯水池產生大量的浮游生物，混濁湖水，增加水中的有機物。這些有機物會腐敗，蠶食水中的氧氣，呈現缺氧的狀態，使水質惡化。這樣的水，在我們的體內的話，據說會有產生致癌性物質的可能性。

大家都知道，工廠廢水也會引起污染。像由水銀所導致的水俣病，及因鎘污染而致的痛痛病等成爲一大社會問題。工廠廢水，並不是說嚴格地管理排放，就可以完全消除重金屬和合成有機物。還有，就是家庭廢水，此爲最大的污染源。

這些水質污染，大大改變了自來水的水質。由水壩河川匯集在淨水場的水源，水透過淨水場的處理，成爲自來水的供給來由。目前進行的淨水處理，有百分之七十以上，屬於快速過濾法。這是用藥品，且機械處理的方法。

首先，泉源水裡加入硫酸鋁或氯化鋁，使細菌和有機的浮游物沈澱。再來，過濾上面澄清的水，這裡所使用的是氯。水源的污染愈厲害，所使用的氯就愈多。

但是，僅用氯消毒，就認爲很安全，這樣的想法不過是一種神話。因爲成爲熱門話題的致癌物質——三鋁甲烷，是水中的有機物和氯起反應所產生的。

當然，自來水總是設定如下的基準。包括不得含有大腸菌和細菌的病原菌，不得含有有害物質，有害物質在基準以下，不可太偏向酸性或鹼性，沒有異臭，外表幾乎無色透明等。這些基準只是最低限度的條件罷了，並不能保障對健康完全沒有不良影響。

關於三鋁甲烷有這樣的說法。它們的產生量，是和水源中的有機物及氯量、滯留時間、水溫成正比。那就是說，所使用受污染的水源之氯量越多，滯留時間越長，溫度越高，三鋁甲烷的產生量也隨之增加。附帶說明，據說到了夏天三鋁甲烷的產生量較冬天多達四倍到五倍之譜。

另外，氯會使自來水管及貯水糟生銹，而產生所謂的紅水。像公寓等的紅水問題常常令人議論紛紛。所以爲了紅水對策，而使用偏磷酸蘇打等的防止劑，但這種藥品本身也有問題。因爲容易與鈣結合，減少自來水中的鈣含量，結果，造成身體的鈣不足。

這樣看來，現在我們所喝的自來水，不得不說對健康具有相當的缺點。礦泉水的快速普遍化、淨水器很快地被採用，漸漸證明一般人認爲自來水是有「危險」的。

提到淨水器，市面販售各式各樣的機種，簡直到了使人眼花撩亂的地步。最近也利用開發的甲殼質殼聚糖做淨水器。一向活躍在排水處理的甲殼質殼聚糖，開始被家庭用的淨水器所利用，由此可看出人們對甲殼質殼聚糖的期待有多大。

甲殼質殼聚糖在淨水器方面，會帶來什麼福音呢?值得今後多加注意。

現代醫療和甲殼質殼聚糖

●做為縫線和人工皮膚之利用

甲殼質當作醫療材料的有效性，早已得到實證。以甲殼質爲材料做成的縫合線和人工皮膚，利用加速傷口治癒的覆蓋材料等的開發，正大大活躍於醫療現場。這件事被大寫特寫的是住在舊蘇聯的庫頁島的少年——君士坦丁人民的事件。

我想很多讀者應該記憶猶新，這全身被熱水燙傷，負傷從庫頁島送到札幌醫科大學的君士坦丁少年。其燒傷面積廣達皮膚的百分之八十。他們判斷舊蘇聯的醫療技術的水準是難以治療的重症，而向日本求救。

在札幌醫科大學，由醫療小組進行治療，三個月後，便治癒了。君士坦丁少年在雙親偕同下回到祖國。其過程原委透過媒體被詳細地報導，這位君士坦丁少年在火傷治療中，所使用的就是甲殼質製的人工皮膚。

在以前人工皮膚大多使用纖維素和人工聚合體或豬等動物的皮膚組織。但是，這些在人體的組織和適合性上都有問題，時常產生傷痕扭曲、溶化，這些就是所謂的產生了排斥反應。但，甲殼質的人工皮膚是在治療上不會產生排斥反應。

另外，也有促進治療的效果。爲了使燙傷的皮膚復原，首先，要有纖維芽細胞的物質，這就是製造皮膚根源的膠原纖維所歷經的過程。結果，貼上人工皮膚於燙傷的患部上，能大量出現纖維芽細胞。

另外，在我們的體內有一種酵素，它具有攻擊稱爲溶菌繭酵素的細菌，但即使供給溶菌繭酵素的細菌增加，甲殼質可幫助治癒盡一臂之力。對於甲殼質的人工皮膚所做的治療，被證明造膚速度快，且不留難看的傷痕。

又因爲有鎮痛、止血效果，且最後會被體內吸收，所以皮膚沒有被剝開的必要。比起以前的人工皮膚，優點多了許多。不管怎樣，君士坦丁少年的治療，如果沒有甲殼質所製成的人工皮膚，就無法實現，這是無可否認的事實。

甲殼質會在體內溶化的性質，在使用縫線時，可以直接使用，省去須剝開來處理的優點。雖然，甲殼質會被酵素溶菌繭分解，只是被分解的時間很長。因此，使用甲殼質所做成的縫合線，可牢牢地結合傷口，直到使傷口的疤痕完全消失爲止，而且在治好傷口的期間內被分解吸收。現在，甲殼質做成的縫合線，占有率相當地高。

除此之外，直接地帶在角膜上的隱形眼鏡，也使用生態適合性大的殼聚糖，還有像拔牙後所使用的傷口填充保護材料，以及骨的填料、人工骨的材料、人工血管等等諸多地應用甲殼質殼聚糖。當然，今後的研究，開發甲殼質殼聚糖成爲醫療的材料，勢必繼續地擴大它的應用範圍。

●調整藥效

另一方面，醫藥品的範圍內，爲能夠適當調節藥效，而使用甲殼質殼聚糖。一般來說，醫藥品不僅是照藥效成分的那樣來服用，同時，須得服用不妨礙藥效的成分。無論是製成藥片或是膠囊，大部分的醫藥品都須如此被調合於體內。

另外，有些醫藥品中，須要服用後，經過長時間，藥效成分才能溶化於我們體內。例如，抗癌劑等等副作用很強的醫藥品莫不如此。使用甲殼質殼聚糖扮演調整的角色能使這種藥效成分適當的溶解。

分封藥效成分在甲殼質殼聚糖的凝膠組織裡，形成了藥片或是顆粒的形狀，是方法之一。

另一種方法，即是將其化學性的結合甲殼質的分子和藥效成分，形成藥劑的外形。前者之方法，在內服後，藥效成分緩緩地從凝膠組織分泌出來，發揮其治癒的效果。後者在體內透過酵素的功能，分離藥效成分和甲殼質殼聚糖，於是開始和藥效成分一起產生作用。

到底用那一種方法來使用甲殼質殼聚糖，當然，得根據藥劑的性質和適用度容易與否等等各式各樣地條件，來做決定。

●傷口、外傷的治療藥材（動物）

如今，市面上正銷售著使用甲殼質製爲棉花狀的產品，是用來做動物傷口的治療藥材。這種貼在傷口上的藥，治療上所需要的日數，因和以往的抗生物質所用治療時間一樣，一方面，比較抗生物質的藥，必須換貼多次，而這種甲殼質藥材，就有換貼次數較少的優點。而且，傷口的復原也比抗生物質更無疤痕的存在。

另外，因爲使用抗生物質在治療上時，抗生物質就會留存在動物的體內，如食用家畜等等，爲了排除殘留的抗生物質，像食用家畜等等，不得不延後治療時間，直到殘留的抗生物質消失爲止，但甲殼質殼聚糖的治療藥材，就不必等。

附帶說明，根據某一項研究資料顯示，對於牛的關節炎、蹄跋炎病等的治癒率，在發病的四十八例中，有四十三例的治癒率。狗、貓等，八十四例的發病中，有七十八例的治癒率。目前階段中，人類使用這種治療藥材尚未實用化，不久的將來，將會以ＯＫ絆的形狀出現，大致上是不會錯誤的。

衣料、美容和甲殼質殼聚糖

●衣料的抗菌、防臭

甲殼質殼聚糖也朝向和衣料有關連的商品發展。誰決定開發治療藥，誰就可獲頒諾貝爾獎，而防止香港腳的襪子也是其中之一。利用甲殼質殼聚糖的抗菌性、殺菌作用，編織具有甲殼質殼聚糖的纖維在襪子內，來治療香港腳，壓抑白癬菌的增加。另外，甲殼質殼聚糖也有防止襪子有惡臭的效果。臭味的來源是腳裡的分泌物，而導致增殖腐敗菌，所以得抑制腐敗菌的增殖。

很多的製造廠商，也利用甲殼質殼聚糖來製成運動選手用的運動用外套。防水性重要的運動用外套，問題在於容易因運動流汗而潮濕，假如使用後擱置不管，就易引起雜菌的繁殖，且放出異臭。可見，這也是該解決材料上場的時候。這材料以甲殼質殼聚糖配合氨基甲酸乙醋的微多孔皮膜而成，可以製成運動用外套，防水性當然是具備，也有出色的抗

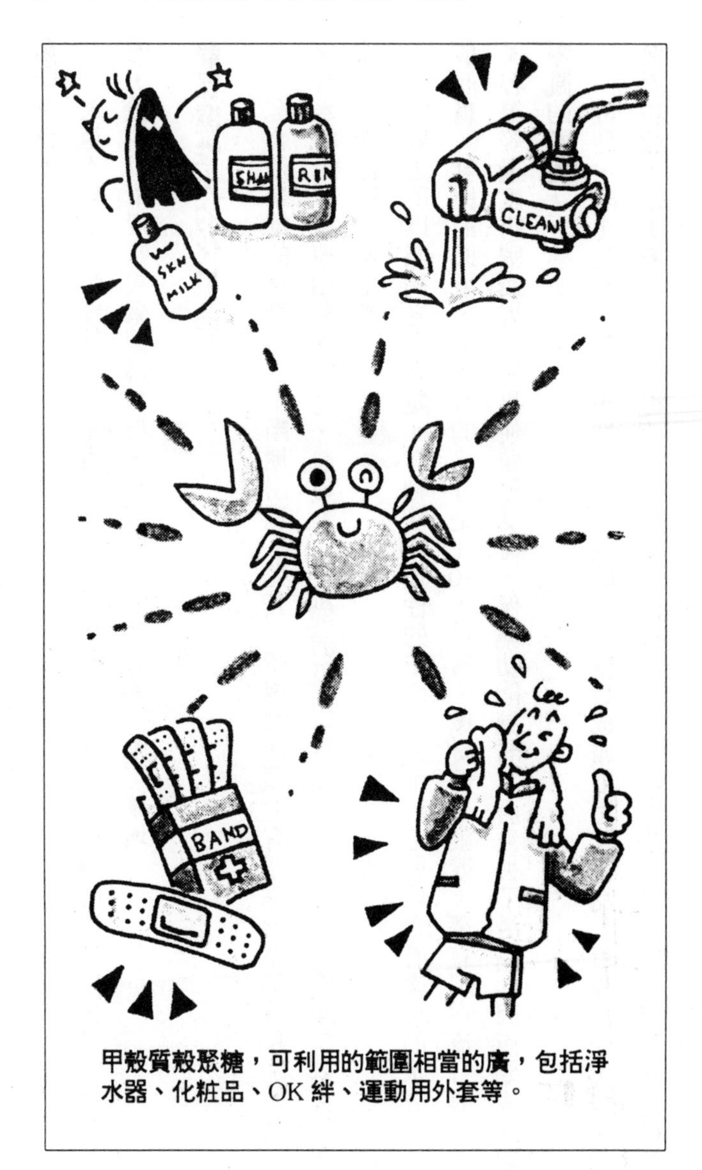

甲殼質殼聚糖，可利用的範圍相當的廣，包括淨水器、化粧品、OK 絆、運動用外套等。

菌防臭性。

甚至不只愛好足球的青少年有開始急增的現象，和運動有關聯的市場向來是非常龐大的，預料以甲殼質殼聚糖爲材料，在市場上的佔有率，應可擴增。

●保濕性大的化粧品

配合殼聚糖的化粧品也不斷地出現。尤其，殼聚糖與頭髮有關係的化粧品和洗髮精、化粧水等等非常地相配。總之，殼聚糖所具備的吸附性、親水性，可維護頭髮表面的角質，保持它的光采亮麗。

頭髮之所以能夠光采亮麗、有韌性和彈性的主因，是由於毛髮內含有適度的水分。一般認爲，健康的頭髮，所含有的水分是在10～14％，像燙髮和染髮，還有現在流行晨洗的美容等等過度折騰頭髮，結果使頭髮受傷，保濕功能減弱，而失去了滋潤。因而變成澎散零亂的頭髮。

可是，配合具有出色親水性、吸附性的殼聚糖製成頭髮用化粧品，可提高受傷頭髮的保濕功能，給予滋潤，而恢復原有的彈性。而且，有效地防止在梳髮時，容易產生的靜電。

對女性或男性而言，費時費事的護髮，是一件相當麻煩的工作。可以爲我們減輕許多麻煩的殼聚糖化粧品，可能將會是受到趕時間的現代人士，所歡迎的商品。

殼聚糖也不斷廣泛地應用在護膚化粧品。出色的滋潤效果，對肌膚有良好的吸附性，且讓肌膚有良好的觸感，這些是作爲化粧品材料的殼聚糖，所具有的真正價值。

要成爲化粧品材料，最被要求具備安全性，當然殼聚糖化粧品的安全性已經得到了證實。化粧時是直接地接觸到肌膚上。因此，它的安全性是不容許被忽略的。我在此要補充一個透過各種實驗，得到結果是殼聚糖對肌膚不會帶來不好的影響。

第三章

為何需要健康食品呢

——甲殼質殼聚糖的健康食品和成人病的預防

以『高支持率』自豪的健康食品

●飽食與半健康人

其實，在日本，健康食品產業的市場規模竟高達六千億日幣。而且，年年確實地持續成長，預料將在數年後，會突破一兆日幣大關。可能這就是表示關心健康的數據資料。

到目前爲止，健康食品以小球藻、蜂膠爲二大支柱地進行成長。雖然，在生物學科技等等範圍內，隨著研究發展，不斷地推出新產品，可是到目前爲止，可說是沒有威脅這兩大存在的商品出現。可是到現在，突然有了令人注目的健康食品的材料，它就是甲殼質殼聚糖。甲殼質殼聚糖快速成長的顯著化，只是這二、三年來的事情，可是它在市場的占有率在一九九三年時高達一千億日幣，竟占了健康食品全部的六分之一。而且眼看，有後來居上之勢。

快速成長的理由，不必說當然是甲殼質殼聚糖對健康的效果所引起，也是因爲透過各種的研究而使有效性明顯化，這些爲一般衆所認知的事，至於有關詳細的情形部分，留待今後好好地去檢證。

下面先說明有關健康食品的意義。

連健康食品也集中這麼多的需求。總而言之，以健康食品受青睞的背景來說，思考這時代的潮流，著實有其必要性存在。時代的關鍵是什麼呢?那就是「飽食與半健康人」，關於飽食就不必重新再說明，飽食所蔓延的程度，不問地域性差異，也和年齡別差異無關，它擴及於廣大的全國規模。可以說全日本是飽食的時代。

而且，說起來很諷刺地，雖是飽食，但卻帶來了營養失調。現在的日本人，飲食生活正是：飽食中而營養失調的一種狀態。那也就是說，蛋白質、脂肪、糖類是明顯地過多，而相反地，對於維他命、礦物質的攝取，卻是壓倒性地不足。這些就是我們的飲食生活之現狀。

不必說，飲食生活就是健康最基本的要素。假如飲食生活出現了大問題，那麼半健康人的增加，也就成了必然的趨勢。事實上，像糖尿病、肥胖症、高血壓、動脈硬化等所謂的成人病，正前所未有地蠶食著現代人。甚至於連小孩子們之間，也有不少成人病的煩惱。在這種種異常事態之中，調整飲食生活，接著加强飲食生活，才是當務之急。

但是，經過長期錯誤，所累積成的飲食生活之現代人，要能立刻改善飲食生活，又談何容易。飲食生活的本身，必須用另一方向來保養，像避免加工食品廣泛地普及化，還得加强避免在外用食的趨向。這些現象，也正是改善飲食生活的大瓶頸。另外，還有食品添加物的問題。

總之，從悲哀的現實狀況來說，不難看出一點，想要有飲食生活真正充實、足夠，就只有親手做料理，也唯有從此方法著手，否則別無他途。

毫無疑問的正反映出一種實況，那就是健康食品的急速普及化。想在現狀中，設法維持健康的時候，用健康食品來補充靠飲食生活所不足的營養成分，將大寫特寫地登場，這也是自然的趨勢。

●健康食品和醫藥品的差異

至於健康食品，一般能以如下的定義。

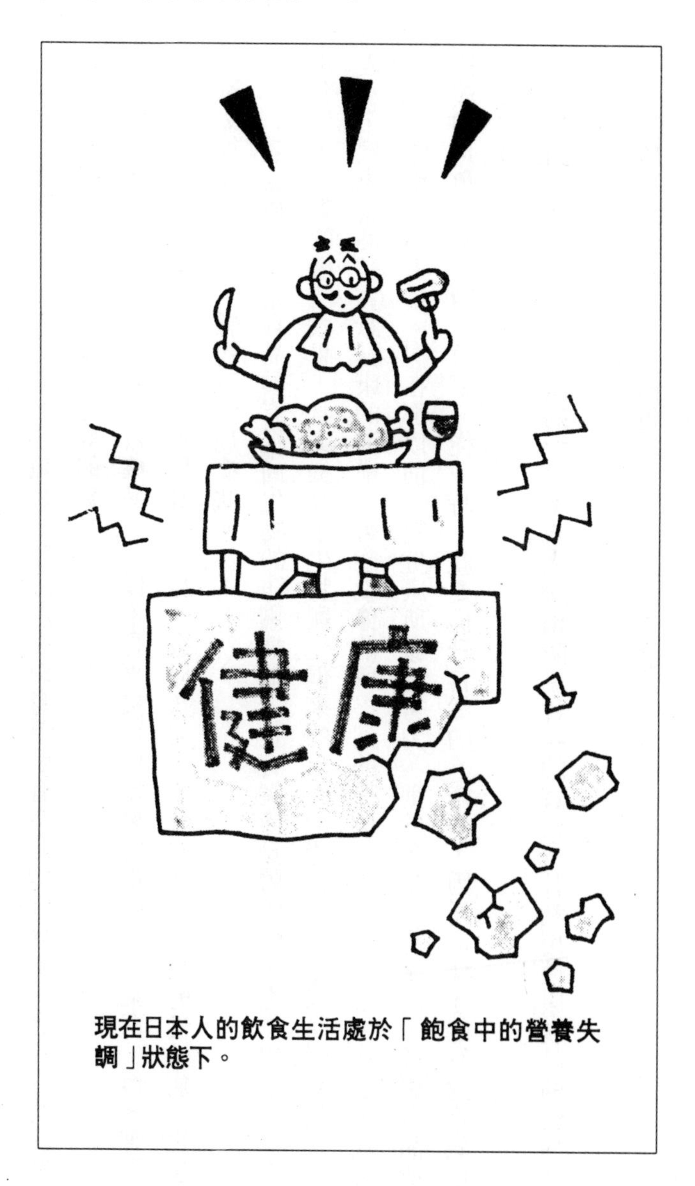

現在日本人的飲食生活處於「飽食中的營養失調」狀態下。

《以食品所含的成分中，必須是積極活用在對身體是有良好的部分上，且有目的的製造，並不摻含化學的合成品等等的食品。》

當然，因爲健康食品不是醫藥品，所以不是直接可以用來治療疾病的東西。但，實際上，有不少的個案顯示，持續食用健康食品，久而久之，不會有回復預兆的慢性病，宿疾也漸漸復原，幾乎不感覺有疾病症狀。

一般認爲，健康食品具有提高生物的防禦機能，且有調節身體的規律之作用。這些作用發揮了合夥的機能效果，且又提高了生物與生俱來的自然治癒力。如果以簡單的圖式來表示，健康食品是貢獻健康的機構，可能就像前所提到的那樣。當然，一旦生病了，就必需借助醫藥品的力量。但在那以前，對健康所做的努力，則於預防的範圍內，健康食品所扮演的角色，不可謂不重要。從平時，就要提升自然的治癒力，因爲這樣才能夠對疾病增加抵抗力。

曾閱讀過一個醫學團體的『日本成人病預防協會』的資料，其利用健康食品的動機如下所述。

①爲了改善體質，及預防疾病……三〇・九％

②因爲一般在飲食上，不是營養不均，就是不足……一八·二%
③爲了有安全的食品……一八·二%
另外，至於有關效果的資料如下：
①有效果……三〇·五%
②相當有效果……二〇·五%
③不知道……二〇·四%
④非常地有效果……一〇·二%
總而言之，那是說在健康食品的利用者當中，七〇%以上的人，感到「有效果」。這不輸給早已經下台的細川內閣，聲譽在最高峰時的高支持率，可見，已把希望寄託在健康食品上。
下面，即按照個別病況分別說明，甲殼質殼聚糖對健康有何效果。

心臟和甲殼質殼聚糖

●劣蛋膽固醇是心臟的大敵

心臟病同癌症、腦病一樣，在三大死因占有一席之地。具有代表性的病症有狹心症、心肌梗塞等等，其誘因是被稱爲「動脈硬化」的血管壁狀態。動脈硬化是指血管壁被膽固醇附著，而變厚、變硬，有血管狹化的狀態。動脈硬化是由圍繞心臟的冠狀動脈所引起，也是狹心症和心筋梗塞的危險信號。

首先，簡單說明心臟的機能和結構。不用說，心臟就是一部無遠弗屆地向全身輸送出血液，既精密又强韌的運輸幫浦。而冠狀動脈就是供應心臟豐富地含有氧氣和營養的血液。心臟本來就是一塊肌肉，毫不間斷地反覆收縮，而它的精力來源就是透過動脈，滲入新鮮的動脈血液。

換言之，如果阻塞住冠狀動脈的話，就無送達足夠的血液到心臟，心臟的功能就發生了阻礙。

現在，動脈硬化的原因，第一被提到的就是在血管壁的膽固醇，有沈澱作用析出的現象。提到膽固醇，一向被説成是健康的最大敵人，像似萬惡的化身。其實，膽固醇裡，也應有好、壞之分。固然，膽固醇的確是析出於血管壁，而使得血管狹化，並使血液流程劣化；但另一面，膽固醇可成爲細胞膜和荷爾蒙的材料，還有從血管壁撥取出劣蛋膽固醇，完成運送的任務。前者所提就是ＬＤＬ，也就是劣蛋膽固醇，而後者則是ＨＤＬ，也稱爲良蛋膽固醇。

一般規定，血液內的正常膽固醇值是：膽固醇總量是在每公合中二百二十毫克以下，一百三十毫克以上。在這當中，劣蛋膽固醇在一百五十毫克以下，而良蛋膽固醇需要有三十五毫克以上。

一般認爲，如果膽固醇值超過二百二十毫克，中性脂肪超過一百五十毫克的話，那就是引起動脈硬化的疾病危險區。另一方面，良蛋膽固醇要是有五十毫克的話，即使總膽固醇值有三百毫克，也不妨礙健康。

引起動脈硬化的原因，自然可歸咎於劣蛋膽固醇。它析出於血管壁，使血液流動惡化，讓心臟的肌肉呈現缺氧狀態的情形，這便是狹心症。而心肌梗塞是由於膽固醇，變成黏綢的血液形成血栓，阻塞冠狀動脈，使得心肌細胞呈現壞死的狀態。

不管怎樣，飲食生活傾向高膽固醇食品的今天，我們必須努力的減少劣蛋膽固醇。

●降低血中膽固醇的研究

鳥取大學的平野茂博教授，他們一群人曾作過動物實驗，來確定甲殼質殼聚糖具有抑制血中膽固醇上昇的作用。另外，九州大學的菅野道廣教授也進行同樣的實驗。

根據實驗得到的確認是：甲殼質殼聚糖有降低膽固醇的作用，比起食物纖維的果膠更出色。再說，果膠是在以前受人注目，可以降低膽固醇的物質。

前面提過，現在人的飲食生活偏向高膽固醇的食品。假如想真正減低血液中的膽固醇，單單注意食品還是不夠。透過用餐，能在體內取得的膽固醇，與體內的合成量相比較，其實少了許多。那是說，雖然儘可能食用膽固醇少的食品，也有意義。但實際上，降低血液中的膽固醇值並非如期待地那麼多。

那麼，要降低血中膽固醇，較有效的方法是什麼呢？那是在體內的合成膽固醇，在尚未進入血液中之前，已先將它排出體外了。

膽固醇在肝臟被合成，而以膽汁酸的方式貯存在膽囊裡，由十二指腸來分泌。也就是，在十二指腸這裡被吸收之後，才進入血液中。

所以現在，我們要在這個階段，把沒有被吸收的物質，以及膽固醇結合在一起，以排泄物的方式，一起排出體外，是很好的途徑。

無法在體內被吸收的物質來說，像食物纖維就是。食物纖維有促進通便、整腸的功能，如今此些功能正受人注目。食物纖維也有無法爲腸所吸收的性質，而現在即以此功能作爲憑據。

菅野教授他們曾針對多種類的食物纖維調查過，它和膽汁酸有何程度的結合。他們得到的結果，在甲殼質殼聚糖好不容易地才做到。

《甲殼質殼聚糖不僅可將劣蛋膽固醇排出體外的功能，還兼備增加好的膽固醇之作用。》

這是菅野教授他們所發表的觀點。而且，從這句話，不難聽出：雖然目前只是在動物實驗的階段，透過今後的研究，可以想見甲殼質殼聚糖將可能成爲對抗膽固醇的先鋒。

●關於健康食品的預備知識

K·T小姐（住在宮崎市）在一次成人病檢查中，被診斷需注意中性脂肪和膽固醇。K·T小姐說她過去對於有關於甲殼質殼聚糖的健康食品之知識，是模糊不清，在一個機會下，首次吃了甲殼質殼聚糖。但是，想不到最初的反應是身體起了癢感，此時立即發揮功效。「我知道什麼叫做好轉反應，因爲癢感就是好轉的象徵，所以感到高興。」

像K·T小姐那樣，在利用健康食品之前，先得到關於成分或者效用的預備知識，是很重要。假如是人云亦云，別人勸說才知去服用的心態，未免過於輕浮。

開始服用甲殼質殼聚糖過了一個月左右，K·T小姐有了一次難得的機會，決定檢查看看，身體有何變化。K·T小姐說：「其實我是利用捐血的機會。結果他們告訴我，中性脂肪維持正常值，雖然膽固醇稍微增加了，可是良性膽固醇也增加了不少。」

但是，K·T小姐，在這段期間也渡過了痛苦的日子。因爲K·T小姐在十五年前遭遇車禍，被診斷是鞭打症。但如今，卻出現了和鞭打症同樣的後遺症症狀。

她說：「頭痛難耐，甚至於連頭髮都碰不得。尤其是早上激烈疼痛的襲擊；到了黃昏

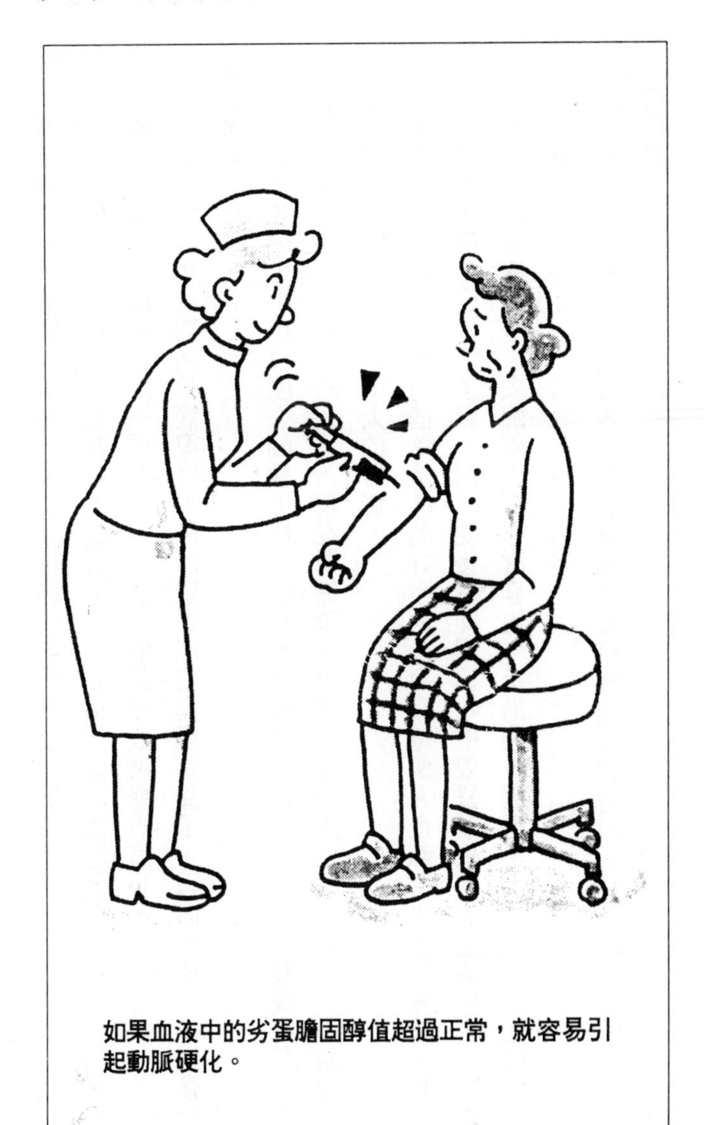

如果血液中的劣蛋膽固醇值超過正常，就容易引起動脈硬化。

時，雖稍微減輕，但隔天早晨，又開始疼痛，如此地週而覆始著。」

但是，那樣的症狀也只維持一個禮拜左右，很像一波波的浪潮，退潮時就完全不痛了。K．T小姐在這痛苦的一週期間，加强對甲殼質殼聚糖的信心。

她說：「因爲我聽過舊病復發，所以這才相信真得應驗了，因而更進一步加强對甲殼質殼聚糖的青睞。」

之後，K．T小姐再度去測量中性脂肪和膽固醇的數值，而被告知雙雙都是平常值。當然，此次也是利用捐血的方式。現在對健康，若隱若現顯露信心的K．T小姐說，即使熬夜，對身體狀況不會有太大的影響。

她說：「因爲自己親身體驗這樣的好東西，而且每個人也都提出了經驗談。其中有一位得了胃癌，雖然已取下了胃，但出院後隨即開始吃甲殼質殼聚糖。這個患者，體重沒有降低，也可以做家事了，夫婦兩人都非常喜悅。手術後，經過了十個月，無任何的異常現象，精神非常地好。」

在衆多的資料中，最可靠的是體驗者本身口碑載道的資料。K．T小姐似乎就是此情報的發訊人。

肝臟病和甲殼質殼聚糖

●肝臟病很難顯現症狀

肝臟是工作很勤快的器官。主要的功能，包括化學合成蛋白質和維他命等，這些是身體不可缺的營養素。它們以葡萄糖的糖原形態儲存，肝臟具有的作用就是隨著必要時轉換葡萄糖來提供，且將對身體有害的物質無毒化。肝臟無休無止地完成這些重要的機能，從不疲勞。無論如何，縱使疲憊不堪、受不住了，也很難顯現症狀。這就是肝臟被稱爲「沈默的器官」之原因。

但反過來說，當顯示明顯的症狀時，也就是進入相當惡化的階段了。這就是肝臟疾病可怕的地方。

强韌無比的肝臟，若持續過度使用，不久，也會發出悲鳴。對肝臟而言，最不歡迎的東西，就是衆所皆知的酒精。

「最近，喝太多了。」

「肝臟不要緊吧？」

任誰也曾有一、二次交換這樣子的對話。實際上，飲酒帶給肝臟很大的負擔。進入身體內的酒精，會以尿、汗，還有呼吸的管道排泄出來，但它的量不會超過2～10％。剩下的部分，一律等待肝臟來處理。每喝一杯，肝臟就多增加一份工作量。

但是，像日本的上班族一樣，肝臟也是任勞任怨，結果過度工作，累積下來的是機能遭致障礙。喝酒喝的過多，中性脂肪就會從脂肪組織搬運到肝臟，或時而在肝臟內增强脂肪酸的合成，脂肪累積在肝臟內，成爲脂肪肝。這就是酒精引起肝臟障礙的開始。假如，進一步持續攝取酒精過度的話，就會步向不歸之途，像酒精性肝炎、酒精性肝硬變等。

現在，飲酒的人口有多少，詳情並不明；但料想有不少人，因「小酌」以致於肝臟受傷的程度。如果規律地過餐，注意營養均衡而喝酒的話，那就無所謂。但多數的情況，主要是喝酒爲主，而忽略了飲食方面。如此，對肝臟的傷害，非同小可。

當然，肝病的原因，不只酒精而已。對於藥物也因爲全部在肝臟內被解毒，以抗生素爲首的藥，吃得過多的話，會造成負擔。另外，由病原毒感染引起的B型肝炎、C型肝炎也是肝臟疾病的代表。

●考慮飲食的營養均衡

肝細胞是由蛋白質所形成。所以，在飲食中，充分攝取蛋白質，這和幫助肝臟的强化有關。當然，不是只攝取蛋白質而已。不用說，良好攝取就是具有碳水化物、脂肪、維他命、礦物質等等條件一起均衡地食用。

但是，通常在飲食上，要能完全地滿足那些條件，如前面所述那樣，是非常困難的。因此，補齊飲食的意圖上，利用健康食品，因而得到衆多期待。

日本教育部以『對甲殼質殼聚糖及相關酵素的基礎，應用研究之新開展』爲題，在一九八五年開始對全國十三所大學提出研究經費的補助。鳥取大學的平野茂博教授，他們從最初開始就著重研究，且也提出有關於甲殼質殼聚糖和肝臟病的關係之有趣的研究發表。並使用兔子來做實驗。

將兔子分成二組，在其中一組，餵給含有高膽固醇的飼料，而另外一組，除了餵給同樣的飼料外，另加上甲殼質殼聚糖。在經過二十九日後，比較這兩組兔子的肝臟，發現只吃含有高膽固醇的飼料的兔子，在它的血液中之膽固醇和中性脂肪的濃度都上昇了，並且併發出脂肪肝和肝炎的症狀，還有它們的肝臟都變爲紅褐色。相對地，餵食含有甲殼質殼聚糖的兔子那組，膽固醇以及中性脂肪上昇的數值被抑制住了。而肝臟的顏色，也呈現暗褐色，顯示了肝臟是健康的。

由報告數值顯示，關於血清膽固醇在平均每一公合七一〇毫克對二八〇毫克，關於中性脂肪是八一〇毫克對四七〇毫克。

當然，這只不過是動物實驗，並不能斷言適用於我們，且讓我們懷抱希望，對於甲殼質殼聚糖能使血中膽固醇，及中性脂肪產生降低的作用。現代人的飲食，偏向高脂肪、高卡路里，所以難免會提高膽固醇值。不用說，基本的是去改變飲用的食物，同時可以利用甲殼質殼聚糖也有其意義。

●酒精過多的中老年人

甚至過了中年，而不關心健康的人很多。日本的上班族之典型例子，即使多少感到身體狀況不適，但卻忙於繁雜的工作，而得過且過地輕易打發它。今年四十三歲的H·T先

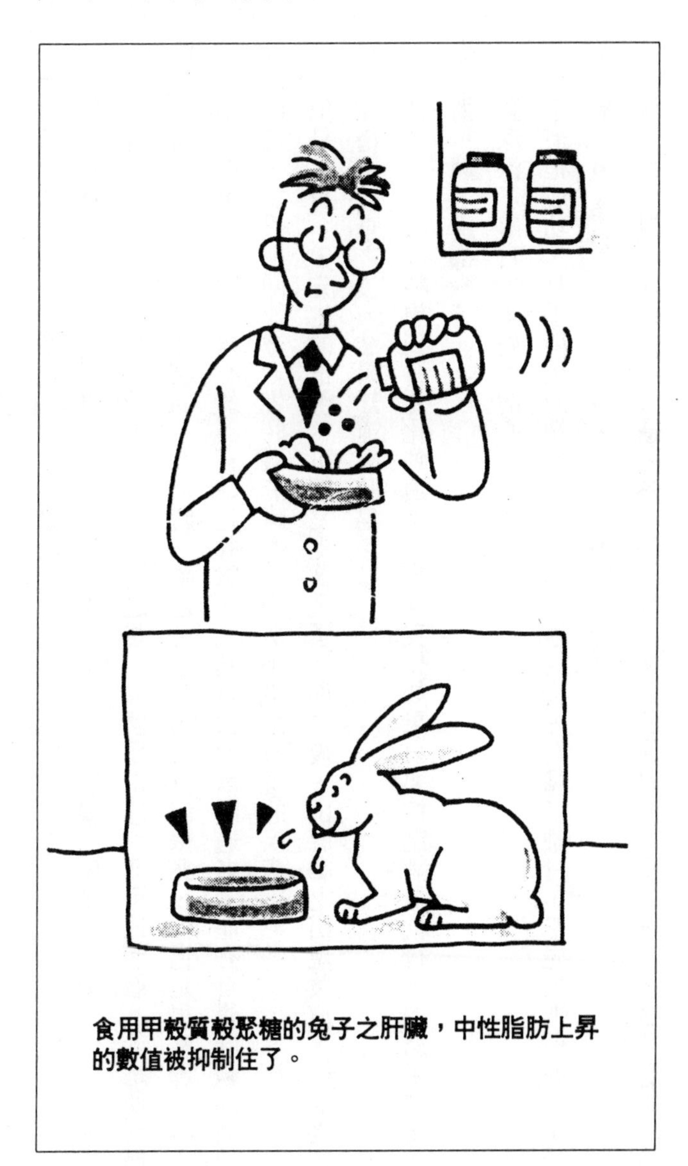

食用甲殼質殼聚糖的兔子之肝臟，中性脂肪上昇的數值被抑制住了。

生（住在神奈川縣）也就是這種上班族之一。

但是，爲了工作，喝酒機會很多的H．T先生，他的肝臟，確實有受損。

他說：「這是去年夏天的事情。在感冒之後，身體變得感到嚴重地疲憊。於是便到醫院去，而被告誡是肝機能衰弱。在那時，雖已可觀察出少許的徵兆，但還是很吃驚。」

中年以來，特別需擔心的器官就是肝臟。尤其是對於飲酒過多，並有自覺肝臟疼痛的人們而言，總覺得即使被宣告肝機能障礙，卻似乎不足爲奇的疾病。

但是，H．T先生的情況，事態是更嚴重了。那之後，由於臉上出現黃疸，而被勸住院，在精密檢查之後，結果知道有腫瘍。

他說：「我沒料想到會惡化到這種地步。我想如果只要控制酒量就行了。結果還要接受手術，聽了臉都綠了。」

我深深了解H．T先生的心情。

手術很成功，且手術後的調養也很順利。他的賢內助爲了讓H．T先生恢復體力，於是勸他吃甲殼質殼聚糖。但H．T先生不怎麼起勁。

他說：「但，因爲在內人這麼熱心的勸說。又由於住院已拖累了她，在必須聽她的話的情形下，首次吃了甲殼質殼聚糖。」

H・T先生的體驗甲殼質殼聚糖，是由於賢內助的「愛情」的方式。附帶說明，在這個同時，也開始吃鈣、鐵份、鈉的藥片等等。

他說：「也不曉得是否是甲殼質殼聚糖發生功效了，有食欲了，身體的狀況也相當好。在這時，總之能做的就是感謝內人。」

由於賢內助的功勞，使得H・T先生照預定的日子出院了。

出院後仍持續飲用甲殼質殼聚糖的H・T先生說：

「之前比較傾向於便秘的情況，但現在完全不會了，現在排泄順暢了。我都是牛奶和甲殼質殼聚糖一起食用，所以比起手術前的身體狀況，現在的情形好多了。身體也感到輕鬆許多。」

H・T先生說：「況且手術後，太太在飲食上比以前更用心，餐桌上所排列的都是以良好的蛋白質食品爲中心，所考量出具有均衡營養之菜單。」因此，我決定今後在健康上更加小心注意生活。

他說：「在生病後，始知健康是自己來管理和維持的。我覺得甲殼質殼聚糖對我很適合，所以想繼續食用，做爲健康的良伴。但是，最重要的健康法，以我而言，那應該是控制酒量吧！」

H・T先生笑著說：今後除了保護肝臟，也當會努力改進健康。

●讓病人恢復元氣的勝利軍

居住在廣島縣三次市的O・K太太（65歲），長久以來患了肝臟疾病，且轉變爲肝硬變的疾病。只要患上慢性肝炎，肝臟的細胞就會受到破壞，形成類似纖維狀。這樣的肝臟組織，即變的僵硬，而導致血液流動不良。這就是肝硬變的狀態。

O・K太太雖然吃各種的藥，希望能夠復原，但她在看不出症狀有任何轉機下，憂鬱的渡日。

O・K回憶當時的情形：「老實說，那時的心情已到了急病亂投醫的地步。即使是信仰也無法治好我的病，雖然我也嘗試了祈禱，但沒有治癒的徵兆，心情因而滑落到谷底。每天忍著難受之苦，一天比一天越來越厲害。」

患病的人想要恢復充分的元氣，就是能夠實實在在地感受到確實地正邁向健康之路。

也就是希望能產生活力，精神爽快的感覺。但，在得不到這種落實感時，就會想求助於那種所謂看不到的——神的力量之意圖，這是可以理解的。O・K太太的話，可讓人察覺到她的痛楚感。

O・K太太遠嫁廣島的女兒，回到了家鄉來，多半是想看看母親的病，並鼓勵母親。O・K太太說：「女兒爲了讓我吃甲殼質殼聚糖，苦口婆心的勸說。她自己因爲吃了甲殼質殼聚糖之後，身體狀況因而變得不錯，所以也一定要讓我服用。但是，以我的心情而言，由於已經吃過了太多種藥物，加上又沒效果，使得我真想放棄食用。」

但是，O・K太太受到女兒的熱心鼓動下難以抗拒，就姑且地嘗試了。由於甲殼質殼聚糖不是藥物，所以比較容易被接受。

在開始飲用甲殼質殼聚糖的一個月左右，不由得感到身體的狀況漸漸地有好轉跡象。他說：「真的是有那種感覺，就是整個人變得有精神。由於病狀的改善，完全沒有發生任何感覺。這說不定是甲殼質殼聚糖配合我的體質，使得我有慢慢地持續去嘗試服用的心情。」

也就是說，對於復原的希望，已露出曙光。這不只是古諺提出的氣由心生，而真的是由各種證明可得知的，心情是挑戰生病最大的武器。O．K太太的病狀，正每日地朝向康復之道。

從開始吃甲殼質殼聚糖一年二個月的今天，O．K太太暫停營業的美容院，再度開張，而且工作意願非常地高昂。

O．K太太開懷大笑地說：「先生和客人都給我鼓勵的臉色，這是我最欣慰的事。」

●有健康才有快樂的人生

住在廣島縣防府市的S．H先生（74歲），從醫生那兒得知染上那樣的病症，聽醫生說：「肝硬變已到了末期，脾臟肥大，且胃部也有靜脈瘤的生成。」

S．H先生自己覺得：

「就算突然發生什麼事，一點都不足爲奇。」

就如同他所說，病症是雙方面夾攻地危害身體。飲食上只能食用一些軟質的食品。擔心營養失調的S．H先生說：

「和甲殼質殼聚糖結緣，大約有三個月左右。至於從何時真正地患上肝硬變等症狀，我並不清楚。只是，在此之前常覺得全身懶散，特別是從膝蓋下到腳踝，難免那種無力感現象會消失。有一段時期，不想搭車，且想賣掉自用車，但最近，也可以開車到附近的毛利邸的庭園裡，欣賞櫻花和嫩葉。」

而且，S．H先生又說：「現在也可以出外去旅遊，在當地的旅館投宿，享受散步的樂趣。」

但願S．H先生能夠步履穩健的邁步走，同時他的病也能一步步地康復。

在一九九三年十一月，有位身體動彈不得的Y．Y太太（64歲，住高知市），住院接受檢查，被診斷出是C型肝炎。而住院治療，卻一直拖到了翌年的一月底。

她說：「聽說我得的是活動性肝炎。在一月底時，病況相當好轉的緣故，於是就出院，改看門診。在看門診的期間，得知了甲殼質殼聚糖。」

這個情報的來源是一位朋友。Y．Y太太說：「如果是藥的話我就不吃了。」但聽說甲殼質殼聚糖是健康食品，所以才願意試試看。

當時檢查的DOT值是一百八十五。正常值因爲是介於三十五～四十五之範圍，所以我知道病況已呈現相當惡化的狀態。關於排便也是每二日一次，而且每回都是硬便。

排泄物在過了一週左右才開始變軟。Y・Y太太說：

「自第二週開始，排泄物漸漸地變軟了，而且之後的每一天，整個人的心情漸漸地變好，情緒也就轉好了，漸漸地感到恢復了體力。」

二個月後，測定DOT值已降到一百零五。後來，身體的狀況復原得驚人，且Y・Y太太在七月時，出外旅行住宿了一晚，八月時住了二晚。但，據說二次的旅行使她非常疲勞，所以在九月時，再次入院檢查，DOT值又升到了一百四十五。

Y・Y太太說：「我想這樣是不行的，於是比以前加倍地食用甲殼質殼聚糖。這樣地經過了一個月，再度地去測定肝機能。」

結果所呈現的DOT值是九十。也從醫生那兒肯定她的活動性肝炎已經穩定下來了。

Y・Y太太說：「在健康時，沒有感受到它的重要，一旦得了病，才又清楚的了解有了健康，才能體會快樂、喜悅。」

這時的Y・Y太太，感謝目前已恢復健康，並下定決心，再也不願放棄它。

糖尿病和甲殼質殼聚糖

●現代人的生活方式

一談到了成人病，首先，讓人聯想到的病症就是糖尿病，這種疾病正可能就出現在自己週遭。根據醫院的數據資料，顯示患有潛在性的糖尿病患者，就約達二百萬人。原因所在，據說是和現代人的飲食生活以及生活環境有關。

飲食生活上，主要攝取含有高脂肪，以及高膽固醇的食物，又加上長期的運動不足。由此方面觀察現代人處理健康的觀點，這竟是他們最典型的生活方式。

特別是生活在都市的人們，由於交通網路的健全發達，幾乎快使得他們失去走路的機會。便捷的設備下，只要在乘坐地下鐵之後，接著搭上已備妥的電梯，這整個的過程是盡善盡美的服務，就在這種無意識的狀態下，每天能走的路，卻是少之又少。這樣的結果，當然造成肥胖。

另外，每天的生活，總擺脱不掉心理壓力的枷鎖。就像是夾心餅乾那樣，得承受上下而來的壓力，它所帶來的是精神上的痛苦，不僅是商業界上的中間管理幹部，也擴及到家庭主婦和小孩，他們也擺脱不掉這種來自心理的壓力。直到最近，人們的眼光，才開始有一點投注家庭的傾向。如果一家之主是個世界上有名的工作狂，而在這樣的家庭中，身爲另一半的妻子，没能有自己的目標下，就會對生活感到茫然失措，促使壓力大增。另外，孩子們如果很早開始就投入考試的戰場，而被迫必須接受惡性補習，這也會使他們壓力抬昇。

雙雙具備了肥胖和壓力的這兩大因素，就容易引起糖尿病的病症，也正因此患病人數持續地在增加。

●糖尿病没有決定性的治療法

人一肥胖，就會因移動身體，而必需耗用更大更多的熱能。所以就要攝取具有更多熱能來源的葡萄糖，使身體產生作用。而爲了攝取葡萄糖，胰島素是不可或缺的，因此必須促使胰島素充分分泌。胰島素的製造工廠是胰臟的胰島藍蓋罕士氏小島（Langer hans cells island），若持續地分泌胰島素，不久因爲胰島素的過度供給，會呈現工作過量的狀態，使機能衰退。

如果胰島素的分泌惡化，葡萄糖就無法被細胞吸收，而流入血液之中。換言之，就是血糖值升高的原因。這是得到糖尿病的必然因果關係。

另外，承擔心理壓力之後，荷爾蒙的分泌完全失衡，而分泌出大量的荷爾蒙，這些荷爾蒙阻礙了胰島素的功能，促使血糖值上升。

糖尿病真的是個難對付的疾病。因爲雖有暫時降低血糖的藥，卻沒有充分有效用的治療法，只能靠限制飲食來改善體質，此外別無他途。另外，有各種併發症，也使糖尿病變成難治的病。

附帶提一下，被熟知幾個具有代表性併發症，像動脈硬化，視網膜出血、神經痛、麻痺、腎機能的降低而導致的身體浮腫，還有腎功能不健全等的疾病。

現在，甲殼質殼聚糖對糖尿病的效果之實驗，也正熱絡地在進行著。比較著名的有東京大學農學院在「第八屆甲殼質殼聚糖討論會」中，所發表的實驗。像刻意地以帶有糖尿病狀態的白老鼠，餵予含有混合著甲殼質殼聚糖的餌，測量它空腹時的血糖值和尿中的血糖量。

根據實驗的結果，給予含有殼聚糖的餌之白老鼠，證明尿糖質被抑制下來，且最大血糖值，也出現較低的情況。也就是說，可以期待甲殼質殼聚糖有降低血壓的效果。此外，報告也顯示出，不只在實驗時，甲殼質殼聚糖對人類也有用處，一樣可以降低血糖值。

●排出對人體有害的東西

住在長崎縣長崎市的O・Y先生（73歲），爲患有耳朵重聽、糖尿病、便秘、小腿抽筋、喘氣喘不過來的症狀，而傷透腦筋。對於原來喜歡運動的O・Y先生而言，用那些症狀無法讓人順心地工作，而覺得痛苦。他說開始喝甲殼質殼聚糖是在一九九〇年的夏天，接著的變化，據說連O・Y先生自己也覺得出乎意料之外的好。

他說：「剛喝的第一個禮拜。令人驚訝的是排出大量的糞便。之後，以前便秘的症狀也像雲煙般地消失，排泄的狀況好轉，肚子也變得舒暢，連吃完飯一定會覺得噁心、胃難受的現象也消失了。腳抽筋的感覺也全變好了……」

O・Y先生確實地感到體力回復了。但是，約第五個月的時候，發生了令人愕然的事情。

他說：「竟大量出血呢！那時候連臉也嚇綠了。」

後來，也經由熟人的勸說下，使用甲殼質殼聚糖的膠囊中溶液，塗抹在局部之後，過了一、二天；病情就收斂了。可見O・Y先生的出血，可叫做好轉反應的現象吧！不只限於甲殼質殼聚糖，喝了以天然物製成的健康食品之後，一時如症狀惡化般的狀況，好比下痢、便秘，發生頭痛等，這些都是好轉反應。

所謂的好轉反應，在東方醫學中作如下的解釋（西方醫學中，沒有好轉反應的看法）。身體的某個部分有病是身體機能扭化，沒有發揮正常的功能。後來吃了健康食品，才使機能活性化，開始發揮出正常的功能，將積藏在體內的有害物質排出體外，所以會產生各種症狀。那就是好轉反應。

好轉反應的程度，照字面上所解釋地有千差萬別。有的人輕微地程度，幾乎到了完全没有自覺症狀，也有的人出現驚人而明顯的症狀和痛苦。但不管如何，這個好轉反應的定義，就是由於健康食品的出現，才使本來的力量發揮出來。因此，好轉反應被認爲是趨向復原的轉捩點。

再說，O·Y先生那之後再度出現了一次好轉反應。那就是額頭得了濕疹。然而，不久之後便消失的無影無蹤。但是，糖尿病是很難回復的。

他說：「眼睛開始模糊，血糖值竟有三〇〇左右。所以開始限制飲食，一天只吃一二〇〇千卡，每天做微量的運動。但是想到還是只有住院，才能作根本的治療，於是入院住了約一個月，也在入院的期間，持續的飲用甲殼質殼聚糖。」

出院時，血糖值降到一百一十。當然不敢否定醫院的治療是有效的。但，會不會是甲殼質殼聚糖也發揮了相當程度的療效呢？至少，O·Y先生本身強烈地如此認定著。

O·Y先生說：「後來也吃了甲殼質殼聚糖，血糖值也不再上升，使我覺得已經克服糖尿病了呢。我一個月去看一次醫生，醫生也說『請你持續不斷地服用甲殼質殼聚糖』呢！」

爲了給各位讀者做參考，根據西方醫學，甲殼質殼聚糖即使在一般的醫院中，也爲醫師們所採用來進行治療。

到如今，以前心臟不好的太太也變得健康，夫婦一起從早到晚和年輕人一樣工作著的O·Y先生說：

「附近的人和熟人都誇獎：『天天精神飽滿地工作著真好』。這對於以前像百病纏身的我而言，沒有比這個更值得誇耀的事情。」

年過七十歲了，仍老當益壯。

高血壓和甲殼質殼聚糖

●高血壓是成為重病的誘因

人年過四十歲，不可諱言，總會擔心血壓上有問題。幾個同年紀的老友共聚一堂，不管是酒席上的圍爐也好，總會不知不覺地話家常，而其話題竟環繞在「對了，你的血壓狀況如何？」等諸如此類的話。而且，高血壓又發生在無自覺可尋的病狀中，這實在是很可怕。

那是由於既無疼痛，生活上也沒有什麼障礙，才造成不容易自覺到病情，得須接受治療。而且，突然在某一天，就病倒了。這就是高血壓之所以被稱爲沈默的殺手（Silence killer）的緣故，高血壓會在沒有任何的前兆下，突擊而來。

一提到造成高血壓的原因，誰都會聯想到是攝取過量的食鹽。的確，高血壓的大敵是過量地攝取鹽分。但另外，還有各種的原因。像酗酒、肥胖、運動不足、壓力、抽煙、過度疲勞，以及膽固醇等。這一切都是帶來高血壓的重要因素。

反顧自己的日常生活，誰都會想起一件類似的事。

尤其年過四十歲的上班族，總是承擔著高血壓的病因而生存，像這樣的說法並不爲過。因爲在公司裡，已到了負責的年紀，必須得獨當一面來擔負的時候，所以就易在工作方面積存壓力。爲了解除那種壓力，於是喝過量的酒，並且香煙的根數也增加了。尤其是加班，在日本的公司而言，是一種基本的常識。爲此，便出現了運動不足的情形，這種情形在所有的上班族裡，正普遍地在蔓延著。

另外，對女性而言，假如到了更年期，就會出現像卵胞荷爾蒙、黃體荷爾蒙等女性荷爾蒙的分泌減少，屆時，自律神經就會受到刺激，因而就容易患上高血壓。

總之，上了年紀的男性或女性，每個人都是高血壓的後備人選。而且，高血壓還可以成爲嚴重病症的誘因。在長期高血壓的病狀下，與患有腦和心臟、腎臟、血管、甲狀腺、副甲狀腺等等疾病的患者，有環環相扣的關係。因爲高血壓本身沒有引人自覺的病症，而且當被人們所察覺到的時候，已經演變成重大疾病的患者了，這樣的案例並不少。

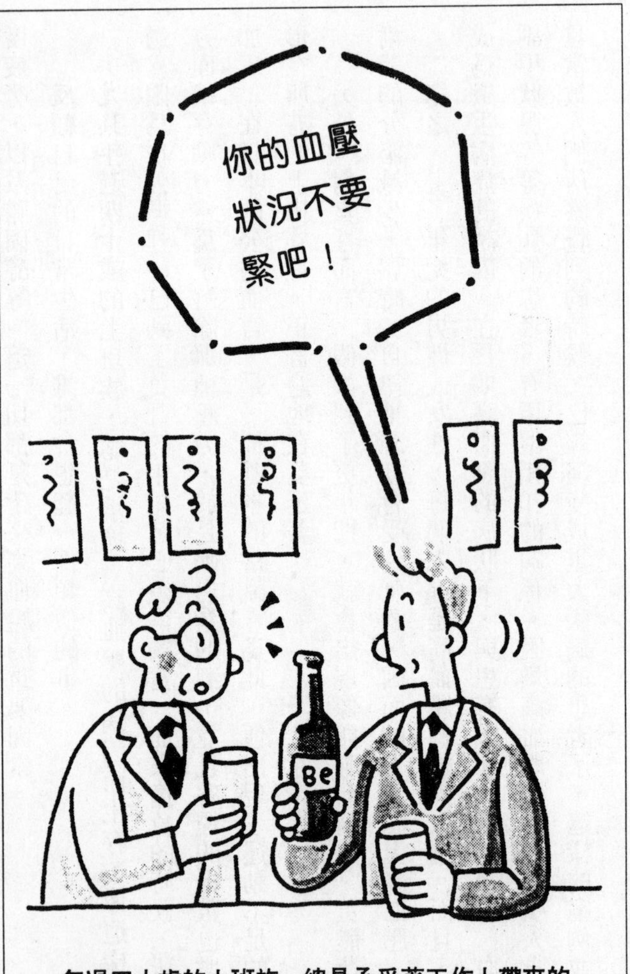

年過四十歲的上班族，總是承受著工作上帶來的壓力、飲食過量，以及運動不足等等導致高血壓的原因。

●如何預防高血壓

至於預防高血壓，假如能夠從日常生活中來排除各種導因的話，這是最好不過的策略了。但，除非没有陷於頗切身的狀態下，就現實生活上，這是很難實行的。因此，有必要得考慮另一個方案。那就是利用健康食品，來抑制血壓上升。

有一群愛媛大學醫學院的奥田拓道教授們，他們透過實驗，證明甲殼質殼聚糖，具有抑制血壓上升的作用。奥田教授們因受農委會之委託，來推進一項稱爲「有效利用水產品的健康性機能」的研究計畫，他們並且進行也是水產品一環的甲殼質殼聚糖之相關的實驗。那實驗就在如此狀況下產生的。

從以前，高血壓的產生原因，總被認爲是食鹽。尤其更正確的想法，應該是鈉所引起的。被我們攝入體內的食鹽，在體內被分解成鈉和氯。在那之中，鈉才是促使血壓升高的元凶。可是，奥山教授們卻以白老鼠的實驗，推翻此定論。

奥田教授們將能排出體外，並有食鹽和鈉相結合的食物纖維之藻朊酸，餵予實驗的白老鼠。發現到一個事實，那就是由白老鼠的糞便來觀察，大量的鈉已被排出了。

如果說鈉是高血壓產生的原因，那麼白老鼠的血壓應該是不會上升的。但是，卻和只餵食鹽的情況是相同的，白老鼠的血壓上升到接近二百毫左右。由此可證，血壓上升和鈉是沒有關係的。

當然，接下來的這個實驗；就是將能排出體外，而且結合氯的食物纖維，連同食鹽一起餵食白老鼠。但是，吸附著氯的食物纖維，怎麼也不能讓人觀察出什麼，這樣一個挫敗的實驗，給了教授們相當的阻礙。但實驗反覆地進行，皇天不負苦心人終於讓人發現殼聚糖，這個夢寐以求的物質。

他們立刻進行一項實驗，就是將食鹽和殼聚糖餵食白老鼠。透過殼聚糖，氯被排出體外。而白老鼠的血壓變化如何呢？結果是白老鼠的血壓降低了。那就是說，促使血壓上升的主要兇手是氯不是鈉。這一項破天荒的發現，在一九九二年十月二十九日的『每日新聞』日報中，以頭條新聞大篇幅的報導，就可清楚看得見。在那副標題上的記事是這樣寫著的：

《在食物纖維殼聚糖裡，有抑制血壓上升的效果——農委會發表》

關心高血壓的讀者，可能還有印象。

如果整理出這個實驗裡所證明的事項，就能發覺到原來形成血壓上升的構成中心是食鹽中的氯，而要能結合氯，將它排出體外的食物纖維，那就是殼聚糖。所以，就算是吃了食鹽，如能同時體內也攝取殼聚糖的話，血壓也不至於會上升的。

以此更進一步推演的話，也可說：爲高血壓所苦的人，從此可以從減少食鹽的攝取之限制下，被解放出來了。

但是，這僅僅是餵食白老鼠的實驗所得到的證明而已。

這如果是用在人類，會產生什麼情況呢？所以我們有必要更加詳細地確認。

奧田教授們當然也是有如此的顧慮。加入實驗的行列有七個義工。當然，這當中也包括奧田教授他本身。實驗依序地在進行。

從全體的實驗者之動脈抽出血液後，並讓他們食用含有13克鹽巴的早餐，然後分別在一個小時以及三個小時後再抽血，13克鹽巴的份量，相當於一天所攝取的量，由此可見，這份早餐是多麼的鹹。

在一個小時之後，可以觀察到氯的量增加，且血壓也上升。但到了三個小時之後，每個人都恢復了正常（在食用早餐前，抽取得到的狀態）。

隔了一週後，進行另外一種實驗，那就是這次的實驗，改爲抽血後同樣也食用含有13克的鹽巴的早餐，然後在餐後立即服用五公克的殼聚糖。檢查的時間，同樣是一個小時後，以及三個小時後。結果，一個小時後，和三個小時後，所觀察到氯量也都沒有增加，血壓也沒有上升。

根據七個義工們的實驗，結果都和白老鼠實驗所得的結論是一樣的。

人們交談著甲殼質殼聚糖，究竟對人類促進健康有何功能，也透過多種實驗來確認有多少治療的可能性。但是，那些可能性都僅止於動物的實驗階段裡而在原地踏步，所以更進一步的詳盡資料數據是必要的。

在那之中，尤其是抑制血壓上升，可以說是最能進一步的確認。因而甲殼質殼聚糖對高血壓的治療和預防，能夠拓展出新的局面。

過敏性疾病和甲殼質殼聚糖

●過敏症是文明病

一到初春，藥局的鋪面莫不陳列一排的口罩。姑且不論這樣子的現象，給人什麼樣子的觀感，不過，近年來花粉症的威猛，確實是驚人的。據說爲過敏性鼻炎而煩惱的人，在全國達一千二百萬人之譜，占實驗人口的百分之十。再說凡是正在養育子女的母親們最關心的事，不必說，就是特異性皮膚炎。

可是，這些過敏性疾病的明顯化，所顯現時間並不常。不久前花粉症這句話並沒有那麼普遍，特異症對嬰幼兒而言，並不是影響最嚴重的病症。

像多方收集有關各式各樣的成人病，和已蔓延於這個時代的疾病之數據資料，做起一個心理顧問，又到處去演講有關預防的重點等的「日本成人病預防協會」（東京都中央區）的羽毛田玲子小姐，針對過敏性疾病有這樣的說法：

「我們的身體經常受到來自飲食環境和生活環境的刺激。過敏性疾病可以說是受此二者的負面作用所引起的。因爲那些的環境都是文明造成的，所以歸納起來，過敏性疾病可以說成是一種文明病吧！」

我們的生活受了文明莫大的恩惠而得以維持。但，一方面的確没有文明，生活就没有辦法進行的情況下，而卻說它是演變成爲過敏性疾病的一大原因，是個極諷刺的境遇。」

過敏性疾病可以簡單地作如下的定義。

《由免疫反應所引起的身體全身性的，或局部性的障礙。》

我們的身體裡具備了排除異物的機能系統，若對身體而言是異物的東西（抗原）進入身體，可以起反應而產生物質（抗體）。這叫做抗原抗體反應，至於這個反應過剩的話引起症狀出現，就形成過敏性症狀。

成爲原因的異物是抗原（Alergen）具代表性的有花粉、灰塵、黴菌等。濕度高的日本，它的自然環境最適合黴菌的產生，像在公寓等隱密性高，且經常有冷暖氣保持在一定溫度的居住環境，也是使灰塵遍佈瀰漫的主因。也就是說，現代的日本，尤其是都會環境的本身，是導致抗原增加到前所未有的程度。

飲食生活的變化也很大。蛋、牛乳、大豆都叫做三大抗原的食品，一般認爲它的攝取量增加，和可以從母體的母乳中獲取免疫能力的育兒人口減少，以及提早改變斷奶的時間等，莫不就是過敏性疾病，尤其是特異性皮膚炎的激增原因。另外，食品添加物的氾濫一時，也是不能忽略的要素。

前面提到的成人病預防協會的羽毛田小姐說：

「我們認爲心理壓力也可以視爲原因之一吧！心理一旦堆積壓力，自律神經和內分泌系統就會受損，影響所及，導致它們的機能失調，此外，也會影響免疫系統。因此，抗體的生產能力發生了異常的現象，才容易得了各種過敏性疾病。」

●改善生活是最好的預防對策

不管如何，我們生活的現代正是過敏性疾病起因到處散播的時代。成人病預防協會提出以下的勸告呼籲大家，預防過敏性疾病的起因，儘可能排除可能的病因。

他們說：「針對飲食而言，若吃了某種食品就出現了症狀，甚至到了惡化的狀況，就再也不吃那一種食品，這是很重要的。對於灰塵應改善通風或勤於打掃，把地毯改爲塌塌米等居住環境的整頓。又在日常生活方面，凡是接觸肌膚的東西，例如，肥皂和洗衣劑、化妝品的選擇方法和使用方法應特別注意。另外，因爲疲勞和壓力也是削弱身體抵抗力的原因，加以維護身體也是必要的呢！」

等於是說：過敏性疾病最好的對策，大概是從整個生活做全盤性的改善與檢視吧！

●甲殼質殼聚糖具有調節身體機能

關於甲殼質殼聚糖對於過敏性病患能發揮什麼樣的作用，到目前尚未得到明確的實驗報告資料。可是，在現實中，因爲利用甲殼質殼聚糖而克服過敏性症狀的病例卻不少。如果我說現實狀況已超過研究的數據，研究者們會責罵我的，但其實我們人類常常會發生科學所無法解釋的現象。

所以，我總覺得可能是甲殼質殼聚糖具備調節生理機能而產生了效果。

住在小田原市的H．T太太（57歲），從十二、三年前開始就爲鼻炎所苦。尤其是初春杉木花粉到處散播的時期，症狀更爲嚴重。

她說：「眼睛腫起來，且鼻子下方也好像潰爛一般，甚至臉形也變了樣。各位讀者和花粉症無關的人，也許會不當一回事，而視爲鼻炎罷了，但患病者真的苦不堪言。我没有誇大其辭，且曾有過想要一死了之的念頭。」

H・T小姐的狀況，聽起來是十分嚴重的疾病。當然她爲了治療而四處奔走。只要聽到有什麽有效的藥，就拿回來試試看。並購置健康器材，可說是已到了專心致意於治療鼻炎病症的時期。

可是，得不到想像中的效果，中途一度有看開的念頭時，有人勸她試一試甲殼質殼聚糖。

她說：「説實在的，最初我不太相信，因爲以前不論別人說什麽，我就吃什麽，結果，還不是一點治好的希望都没有。但因那對姊弟是那樣熱心地勸我，我想暫且先看看和甲殼質殼聚糖有關的書吧！因爲既然決定要吃的話，就要確信有無治癒的例子。這樣才會想吃。」

話說關於被稱爲慢性病的疾病，也有不少像H・T小姐般試過千百種的治療，每次都大失所望，而懷著猜疑心的個案。首先，從學習有關於甲殼質殼聚糖的E・T先生，這樣

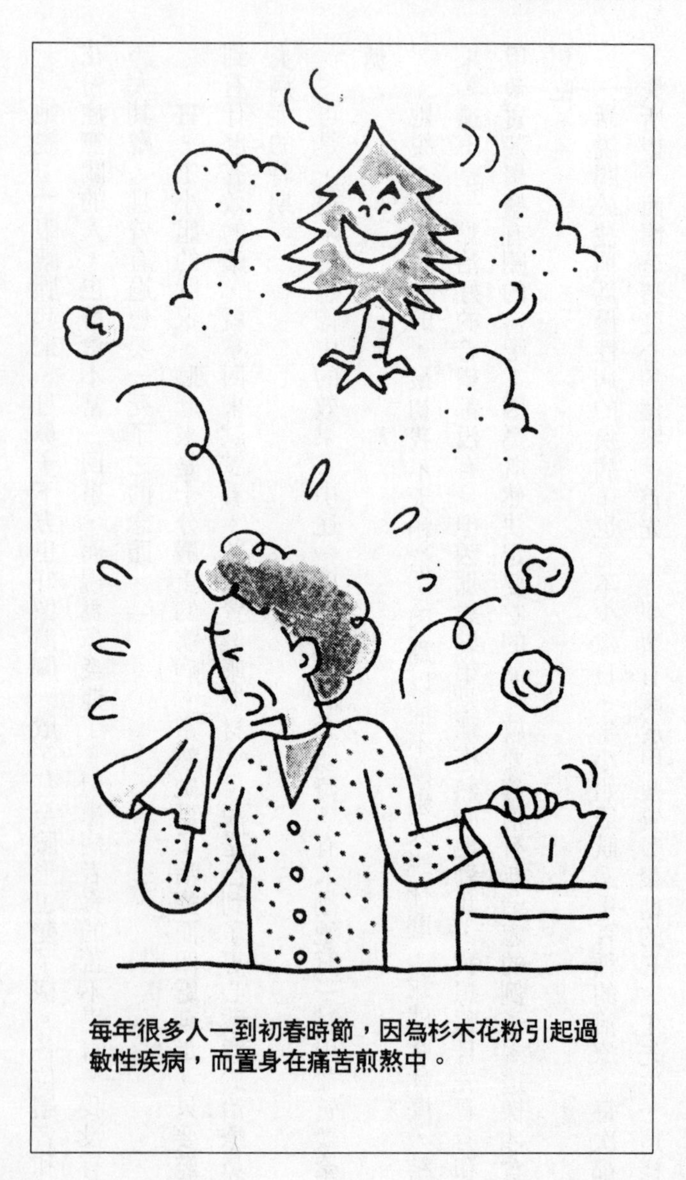

每年很多人一到初春時節，因為杉木花粉引起過敏性疾病，而置身在痛苦煎熬中。

的作風，該學習的地方有很多。

從書本上大致的理解之後，H・T太太肯定甲殼質殼聚糖，進而從一九九三年的四月便開始吃。離那令人討厭的季節——春天，還有半年。H・T太太在期待和不安的交錯中，迎接春天的來臨。

「結果那令人恐懼的症狀，竟變得輕微了。雖是沒有完全治癒，但和上一年的痛苦相比的話，簡直有天壤之別。而且，肩膀酸痛也一直地在減輕中。我想今後將有耐心地以痊癒爲目標，和甲殼質殼聚糖好好相處。」

對這般說著的H・T太太而言，今年的春天特別光芒耀眼。

廣島縣廣島市的F・T小姐說：

「約從三年前到游泳訓練班去，但從那之後，一直爲嚴重的鼻炎所苦……」

一睡醒鼻子就開始癢起來，連打七、八個噴嚏，可見她的症狀相當嚴重的樣子。

F・T小姐說：「如果像女孩子那般可愛的噴嚏聲的話，那倒無所謂，因爲是一直大聲地打噴嚏，鼻子也不停的流鼻水，使自己感到非常無地自容。」

F．T小姐被她的先生所埋怨，也被鄰居的主婦說：「太太您的噴嚏聲，連我家都可以聽得見。」她又說：我曾在外出時，服用市面上販售的治鼻炎藥，結果，由於此種藥物具有催眠的作用，而使得我不能開車，這令我感到非常不方便哩！

還有一點，F．T小姐也感到很煩惱。那就是腳部發燙。女性多半是手腳冰冷症，但F．T小姐的情況，恰好是完全相反的症狀。

她說：「在冬天時，儘管沒有穿襪子，仍舊從腳底的部位慢慢地燙上來，那種不快感真是苦不堪言，尤其是在就寢時最嚴重。總是得在腳底放置Ics Non之後才能睡覺，但並不是沈睡。這種情況，到了夏天，更不用說簡直是如同置身在水深火熱中。」

聽了F．T小姐的自述，句句傳出了令人刻骨銘心的痛苦經驗。雖然也使用了高價位的漢方藥材，也讓醫生診斷過，但對症狀卻毫無幫助。

F．T的先生用心良苦的規勸她的太太服用甲殼質殼聚糖。雖然平常總是會埋怨她的噴嚏聲，但畢竟是夫妻。看見F．T小姐爲病所纏的痛苦模樣，終究做先生的心乜是會感到心疼的。

如今每天舒適地過日子的F．T小姐說：「後來遵照我先生所說的，早晚服用甲殼質殼聚糖，沒想到經過二、三天之後，早上一醒來，鼻子感到呼吸通暢，沒有鼻塞的現象真是非常高興。不久腳部發燙的毛病也漸漸消失了。」

當然，所舉出的這些例子，不足於說明甲殼質殼聚糖是治療鼻炎的特效藥。因爲如同前述的，關於過敏症的病患和甲殼質殼聚糖的關係，並沒有得到科學方面的證實。這一點有必要再強調一次。這應該只能作爲利用甲殼質殼聚糖者的一個例子吧！

●注意甲殼類過敏性

成人病防協會指出：「確實，據說有人在吃了甲殼質殼聚糖之後，而從過敏症疾患者中被解放的例子，這樣的報告資料並不少。但是，另一方面，對於甲殼類所產生的過敏症，事實上它是存在的。當然，對於這種人，就不適合使用甲殼質殼聚糖。因此在利用甲殼質殼聚糖的時候，就必須確認使用者有無甲殼類過敏性，我想這應是優先考量的條件。」這是值得聽取的意見。

以上所包括的這一點，均是提供甲殼質殼聚糖作爲健康食品材料的人，有義務必須站在客觀的立場，來提供甲殼質殼聚糖的正確資訊。

●幼兒的特異性皮膚炎

幼兒的特異性皮膚炎，是現代的母親們最大的煩惱，也是他們應解決的問題。書局裡陳列著有關特異性皮膚炎的書本，所以母親們一聚集在一起，話題很自然地，就落到了特異性皮膚炎。一般的過敏症疾患莫不如此，也因沒有治癒的醫療法，所以徒有傷透腦筋而已。

爲了抑制癢感和濕疹，所使用的對症治療法，是抗組織胺劑和氰固醇（副腎皮質荷爾蒙）軟膏，但使用此些藥劑，也會有問題的。尤其是氰固醇軟膏，確實具有强大的抑制炎症的藥效，但相對地副作用也很强。

另外，假如常用它的話，就不得不提高藥量，那麼身體和皮膚的抵抗力也會減退。氰固醇是從副腎皮膚被分泌出來的，對於維持生命是不可缺的荷爾蒙，但若從身體外塗抹軟膏，來求取氰固醇的話，就會降低副腎的荷爾蒙生成能力。若長時間以使用膽固醇來過日子的話，就會形成圓臉的樣子，例如所謂的月亮臉（Moon face）且容易出血，而產生障礙。

Y・T先生（30歲，住廣島市）發現五個月大的女嬰患有特異性皮膚炎。父母看著女兒因身上起了疹子而大哭大鬧，此時心裡會有何感想，想必這是人人都可以體會了解到的。於是很快地將女兒送到醫院開始接受治療。

Y・T先生說：「那是使用塗藥和服用藥物的治療法。接著看似好像痊癒了，但不久之後，又再次舊病復發，一切都付諸流水。」

在那樣的狀況下，經由朋友的推薦下，於是改採用健康食品的「民間療法」。Y・K先生給予嬰兒，皆是些能夠解除癢感，所尋求購置而來的各式各樣健康食品。但是，並沒有出現所想要的效果。他又說：「在這些健康食品中，有些是由於我女兒還太小，而吞嚥有困難，有些則是對症狀無法達到期盼中所想要的改善。」

於是，就在對健康食品漸漸失去期待的時候，由雜誌上的記載，得知有關甲殼質殼聚糖的事情。但是，雖然Y・K先生由於陸陸續續的試過了健康食品，結果都沒有效果的情形下，仍舊很快地接納它。首先，就是想要試調查看看有關於甲殼質殼聚糖，那結果，Y・K先生說有某種得心應手的感覺。

他說：「最令人印象深刻的，就是甲殼質殼聚糖能引出人類與生俱來就擁有所謂『要健康的力量』。看到了身體的抵抗力增加，同時也加深治癒力，我由這些證明而動心的。」

因爲寶寶還很小，於是得在餵食的方法上下工夫。例如：製成膠囊狀包裝的甲殼質殼聚糖，它的內部須以湯匙舀起來餵食，而外側部分，須溶在粥裡，和著一起來餵食，果真是天下父母心。

現在九個月大的寶寶，可能是暫時性地好轉反應，而使得身上長了濕疹，接著濕疹的情況又減輕了，之後又有增加，就這樣時好時壞的在週而復始。

Y・K先生說：「因爲甲殼質殼聚糖沒有副作用，所以可以放心地繼續服用。現在，我每天都給寶寶一顆甲殼質殼聚糖，也在她的皮膚上塗上鱷梨油。另外，我得注意的事項，是因爲她在過敏性檢查的測驗中，發現對蛋有反應的現象，所以必須控制蛋的食量，還有地毯必須打掃清除乾淨，並做到辛勤地打掃等。女兒的身體，必須勤勉地擦拭，來保持乾淨，並在斷奶時，我也都親手去料理她的飲食。」

真是滿分的寫照。可見設想週到的關照，比任何治療都更有效用。但願做到的關照，配合著甲殼質殼聚糖的效果，能夠發揮出相得益彰的作用。

婦女病和甲殼質殼聚糖

●過分的美容和節食，使得身體的調節機能失常

雖說富裕的真實感，還有一截之差，但是，日本文明確實已經達到高峰的境域。生活環境已整頓到以前所難以比擬的舒適，可以讓日本人的生活盡情享受在難以用筆墨形容的悠閒樂趣。這和季節無關，主要是像房間裡，靠著冷暖來保持室內溫度，使得一年四季都可以快樂舒服的過日子，還有像女性朋友們家事，也因電器化設備的普及，使得工作減輕許多。

比較過去日本的女性，整年過得是爲整理家事而忙得不可開交的生活，且還得教育衆多孩子的日子，所以說，現代的主婦，被日本的男性們形容爲「三餐外帶午睡」，不過，也不能數落這是男人的偏見，實在說來，現代的主婦命的確是不錯。

但是，這種舒適悠閒的生活，卻是對健康造成負面影響的重要原因。由於想圖得悠

間，結果使得保持身體活動的平衡機能，極端地在惡化中。只要稍微活動，就會有小孩們感冒的情形，還有女性們為懼冷症和便秘，以及生理痛所苦惱，這樣的人是何其的多啊！針對女性而言，伴隨著情報資訊發達的社會，仍有很多人寧可犧牲健康，來一圓美身的夢。為了達到瘦身的目的，而不吃三餐，只食用一點蔬菜沙拉，就草速解決飲食生活，這樣的女性並不少見。

長久如此的話，確實是會影響健康的。像手腳冰冷症、生理痛的病症等一些不能解釋的疾病，多數原因是身體調節機能失常所造成。

一個人與生俱來自地然地恢復平衡的力量，若失去了此能力，就使得整個身體呈現不平衡的狀態，但這是現代人普遍的健康狀況。出色的甲殼質殼聚糖，對於身體調節機能具有遏止畸形狀態的功用，就是不算疾病的病症，也能發揮很大的療效。凡依靠醫藥所無法醫治的「病症」，可以說就是甲殼質殼聚糖最拿手的部門。

●為手腳冰冷症、生理痛而煩惱的女性

住在容崎市的O・K小姐（29歲）說：「以前的我是一個手腳冰冷症、生理痛很嚴重

的人，而且又感冒、頭痛、發燒等等症狀屢次出現。」

當時尚未婚的O・K小姐，曾想到自己的身體健康狀態，因而對於婚姻怎麽也不積極。O・K小姐說：「當時的狀態，須常用鎮痛劑，來勉强減輕症狀。要是結婚之後懷孕的話，又不能隨便服用藥物，就得忍耐痛楚。一想到這兒，就快暈了。」

特別是手腳冰冷症。像在冬天的時候，不管襪子多穿了幾層才上床，仍舊是冰冷的腳，一點也不感到暖和，因此也從没安睡過。可見凡有懼冷症傾向的女性，都不難想像那種苦楚。

屢經這種痛苦考驗的O・K小姐，另外還得面臨新症狀的襲擊。由於感冒時所服用的藥物不合體質，使得胸部和頭、以及臉的部位都起了疹子。從一九八九年到一九九一年，斑疹都没有消失。

O・K小姐說：「之後，決定要結婚，但是，由於還殘留著疹子，身體上面也有，實在無法陶醉在想像的結婚幸福中。」

在這時，母親開始勸她服用甲殼質殼聚糖。結果，那頑强的疹子漸漸減少而消失。而且，在半年後的結婚典禮時，已經復原到只剩脖子附近一點點的程度。

不久O·K小姐懷孕了。當然，此時不敢亂服藥物，只是繼續服用甲殼質殼聚糖。她說：「知道懷孕時，好擔心不能夠好好生產。不過，害喜的程度沒有很嚴重，懷胎十個月，也很平安的渡過。而且僅管是在懷孕中，肌膚反而更加美麗……」

附帶提一下，肌膚紅潤光澤，所指的是O·K小姐的先生。O·K小姐生產時，是令人訝異的輕鬆容易，生產的前二個小時沒有陣痛，在進到分娩室時，很快地就聽到嬰兒呱呱落地的哭聲。而且是一個重達三千五百七十四公克的嬰兒。當然，母子都很平安、健康。產後寶寶的哺育以及母親的復原也很順利。

身爲母親的O·K小姐微笑著說：「從出生後三個月大的嬰兒，就開始服用甲殼質殼聚糖。到目前爲止，都沒有感冒，也很健壯地在成長。」

如今O·K小姐對自己健康的不安感，已一掃而空，整個人給人的印象是洋溢著幸福的感覺。

對於結婚、做了母親的女性來說，健康確實是最要關心的事。飲食生活的周遭環境，的確會帶來負面影響。所以我們平常對即將來臨的日子，應該必須提早準備。

●原因不明的頭痛

有些人即使沒有特別保養，也仍照樣地過著健康人生，但有些人卻必須背負著各種病痛來過人生。這完全不能由努力與否來憑斷而分類，想到這點，也難免會有人埋怨上帝是不公平的。

I・S太太（住在靜岡縣，42歲）從孩童時期開始，就一直爲頭痛和肩膀酸痛所苦。據說上學時，也一定放著頭痛藥在鉛筆盒裡，由此可見症狀相當嚴重的樣子。那之後，頭痛和肩膀酸痛也都沒有減輕的氣息，又說在二十歲時，口服的頭痛藥也由原來的一包增加到二包。這樣長年累月的服用頭痛藥，帶給了I・S太太很大的痛楚。

I・S太太說：「我開刀好幾次，但打了麻醉藥也仍不管用。一定是吃藥後所遺留的副作用。」

她在二十歲時，因卵巢破裂而須接受切除手術，但麻醉對她完全不管用，這可說是頭一次嚐到的苦。

她又說：「之後接著在三十五歲那年又懷孕了，這是繼長男出生後以來，隔了十年才又懷孕。但是，此次是所謂的子宮外受孕，所以遭到無比疼痛的襲擊，有一段時間我是處於命在垂危的狀況。但好不容易撿回了一條命，不過那時，我也沒上麻醉。」

真是難忘的體驗。但是I．S太太又在三十六歲那年再度懷孕。由醫師告知其胎盤不正的事實之後，遂行入院。在懷孕第七個月時，由於大量出血，於是實行緊急手術。爲了能夠同時救助母子，於是在無麻醉的情形下進行剖腹手術。

她說：「在接生小孩後，醫生也爲我注射麻醉藥，所注射的份量是別人的幾倍多。不過最後仍舊是疼痛地哀號，醫生感到很困擾，卻一點也沒辦法。」

這次的生產帶給身體很大的負擔。I．S太太在生產後，原因不明地感到身體失調，此後開始過著住院的生活。很容易感冒，且每次感冒都會引起中耳炎，據說也都是從此時開始。而且，還有頭痛藥的後遺症。

她說：「吃了抗生物質，也沒有好轉。醫生告訴我已經沒有治療的方法了，如此下去，恐怕下一步得宣布患上了耳癌。所以必須立即手術。」

可是I．S太太對體力的負荷與否已沒有信心，又擔心麻醉的問題，所以提不出勇氣接受手術。不久之後，發現在耳朵的部位出血了。於是又前往醫院，檢查的結果，所判斷出仍是早點接受手術會較好。但是，由於體力的問題，還有輸血的問題等，因而手術拖延到一年後再進行。

I・S太太說：「僅管是得快點接受手術，但我想仍須培養出忍耐手術中疼痛的體力。那時嬸嬸告訴我服用甲殼質殼聚糖有效。可是，我很懷疑這藥物的有效性，況且，藥我已經吃怕了。……」

但是，嬸嬸說：「這不是藥物。這只是健康食品而已，所以完全不用擔心會有副作用。」聽了這句話之後，所以才決定服用甲殼質殼聚糖。

以後，關於I・S太太身體調養的變化，她這麼說：「真是一種『眨眼的工夫』的感覺，很快的就回復健康了。因爲有了食欲，體重也增加了，總覺得身體內充滿活力，像泉湧而上的感覺。」

開始服用甲殼質殼聚糖的一年半後，體力已回復了，且得到醫生保證下進行手術。

I・S太太說：「麻醉對我起了效用，所以此次手術，並沒有疼痛感。手術後的處理也都很良好，所以原本預定住院四十天，於是提早二十天就出院了。」

甲殼質殼聚糖將積藏在體內的疾病一掃而空。

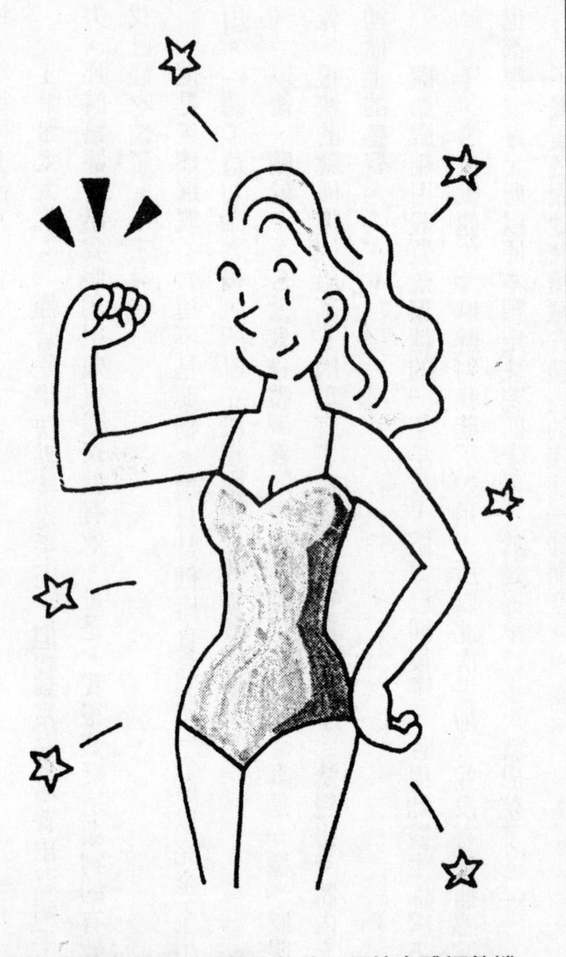

健康和美麗是難以分離的伙伴。保持身體調整機能的平衡是最佳美容方法。

●美麗由健康而生

健康和美麗是密不可分，如同伙伴關係似的。雖然興起節食的風潮，但在損害健康而瘦身的前題下，仍應該不能算是獲得了真正的美麗。所謂美麗是由內心散發出來的。

U・A太太（住在鎌倉市，四十三歲），因爲父親的病，才對甲殼質殼聚糖感到興趣。父親被宣布患了前列腺癌症重病，所以必須接受手術。

U・A太太抱持著如下的心情說：「親戚們牽掛著父親的病情，所以寄來甲殼質殼聚糖。其實，母親也是死於子宮癌。因爲雙親都患有癌症，所以擔心身爲女兒的我，也和癌症擺脫不了關係。」

當然U・A太太本身也沒有什麼特別的病，只是在一股不安的情緒下開始服用甲殼質殼聚糖。一般人都是在年過四十歲之後，才開始擔心健康，但是U・A太太的特例，實是因父母的病，難免會有深刻的反應。

U・A太太開始服用的一週，就有了變化。她說：「以前在手的指甲上的黑斑完全消失了。我在一個禮拜有三天做打網球的運動，因此在太陽的照射下，長出了惱人的黑斑，但已經想開了，認爲那是無可避免的事。像臉上沒有黑斑的地方，卻在長年的化妝和曬太陽下，不知不覺中肌膚都變黑了。」

U．A太太發現手指甲上的黑斑完全消失，有多高興啊！這是不難想像的事。女性渴望美麗的出發點，在於擁有美麗的肌膚。不久，她的整個肌膚出現了變化，黑斑消失，並露出白皙的肌膚。

她說：「從球伴或是朋友的口中，得到了一聲讚美。大伙兒都誇獎我變漂亮了。使我非常高興。對我來說，健康是最重要的，而美容的秘密武器，則是甲殼質殼聚糖。」

由U．A太太的個案來說，在在道出健康和美麗是一體的。皮膚不斷地行細胞分裂，週而復始地在新生。甲殼質殼聚糖的細胞活性化作用，帶給U．A太太可喜的變化。

甲殼質殼聚糖的免疫催化作用

●擊退病原菌和病毒的機構

我們生活在一個經常受疾病所威脅的環境。因爲空氣中充滿著病原菌和細菌，且飄浮著病毒，事實上，這些也正不斷嘗試地侵入我們的人體。但是，即使這些病原菌和病毒進入到體內，也未必會生病。這是因爲我們體內具備一種擊退病原菌和病毒的機構。稱爲免疫機構。

在此，簡單地說明有關於免疫機構的功能。

簡單說來，所謂免疫的身體功能（反應），而做出以下的反應。

《身體爲了識別己身或非本身，而能排除非本身，所做的細胞性、體液性的反應。》

科學的定義，比較難以理解。淺而言之，就是這麼一回事。像病原菌和病毒，對我們身體而言是一種異物。也就是非本身的東西。當這種異物進入體內時，我們很快地判斷它

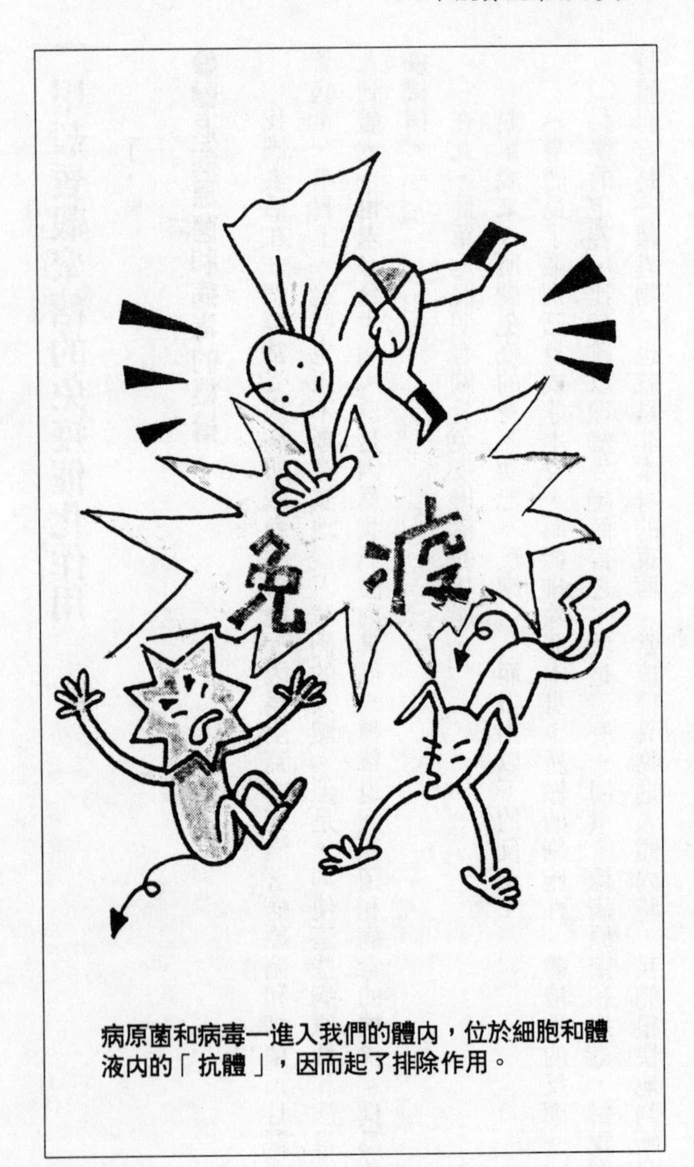

病原菌和病毒一進入我們的體內，位於細胞和體液內的「抗體」，因而起了排除作用。

就是異物，這是由於位於特定細胞和體液內的抗體起了排除的作用。這就是免疫。像各種血清，就利用此免疫作用，來保護生命，避免生病。

對了，關於具體的免疫機構，前千葉大教授矢吹稔元在研究甲殼質殼聚糖的分解醇素裡發現有脫乙酰、甲殼質殼聚糖的物質，他於此方面享有權威，在他的著書『甲殼質殼聚糖的故事』（技報堂出版）中，有作簡潔地說明。

接著我所引用出來的——《我們知道身體防疫系統是非常的複雜，乃由許多的因子所組成的。細胞性免疫的主要角色，是T淋巴球，以及被稱爲T細胞的免疫細胞。這種細胞也稱爲增血幹細胞，當此細胞進入胸腺，接著在它的影響下進行分化後，就分布存在於末梢的淋巴組織。

這樣的細胞並沒有辨別出稱爲抗原，也就是非本身的異物（這其中包含病原性的微生物和病原毒），且沒有合成對抗的物質，也就是合成抗體的能力。

但是，T細胞受到細胞分裂素、淋巴細胞活素、干擾素、內白細胞殺菌素、Monokain等數十種類以上，以及特定的蛋白性的調整因子的影響之下，分化成爲補助B淋巴球的抗體產生的輔助T細胞、淋巴細胞活素的效應T細胞、標的細胞（包含腫瘍細胞），發揮調節免疫作用的重要功能，而直接供給破壞殺手T細胞等各種細胞來行分化。提到體液性的免疫，繼演主角是B淋巴球外，尚有B細胞。這樣的細胞來自骨髓的細胞，成熟後就和各種的抗原起反應而產生抗體，也就是產生免疫球蛋白。免疫球蛋白，是特異的結合各種抗原，使他們凝集作用的蛋白質。這種免疫球蛋白，透過稱爲補體的因子之共同作用而凝集抗原，使它不活性化。而且，凝集物透過免疫細胞的一種巨噬細胞反應，而成爲被補食排除的構造。》

想充分的理解內容，可能需要相當的專門知識。但如果以極簡單的方式來整理的話，可歸納爲：免疫機構是由細胞結構和體液結構所構成的，而且攸關的細胞群，以令人難以想像的方式，在極精緻的機制下，互相發揮機能，保護我們的身體。

所以，只要能經常强化這些系統，就等於得到了預防生病的仙丹。但是，這種免疫，透過錯誤的飲食生活和壓力，都會受到極大的影響。再說，至少現代人的生活方式，只可說是在逐漸消弱免疫力而不能夠强化它。

當然，我們也研究了能夠强化免疫力的物質。在這之前，是透過像細菌的死菌體和蕈類的細胞壁的一種成分，進行巨噬細胞反應活性化的作用等的實驗，這結果不僅可以加强免疫力，且可以抑制腫瘍的增殖。

●甲殼質殼聚糖能抑制癌症

接著，也進行一項有關甲殼質殼聚糖針對腫瘍（癌症）的抑制效果之實驗。

關於甲殼質殼聚糖之間的差異，前面已經叙述過了，在濃的鹼性溶液中處理甲殼質殼聚糖之後，從N—乙酰基脱離乙酰基而成殼聚糖。在多少程度中乙酰基會脱離呢？這端看處理乙酰基的程度而決定，這叫做脱乙酰化度。那是說，脱離百分之五十的乙酰基，殼聚糖就成爲百分之五十的脱乙酰化度，脱離百分之七十的話，也就是殼聚糖爲百分之七十的脱乙酰化度之意。

根據使用白老鼠所做的實驗，得知殼聚糖爲百分之七十的脱乙酰化度時，對抑制癌細胞的效果最爲顯著。可見它會使構成免疫機構的殺手T細胞、自然殺手細胞、巨噬細胞反應等活性化，而阻止了癌細胞的增殖。

但因爲甲殼質和殼聚糖都是屬於高分子化合物，所以也有難溶於水中，以及不易處理的缺點。於是，曾進行一項實驗，就是將它加水分解之後，使它低分子化，然後提取稱爲

二、氨基葡糖的糖分子六個，混合稱爲N－乙酰氨基己糖的物質。

白老鼠的實驗內容是：如移殖癌細胞，在那之後，平均達一公斤重的體重者，就得在靜脈上注射〇．一公毫的N－乙酰氨基己糖。經過三週的時間，調查在肺部的癌細胞的轉移狀況，發現有阻止癌細胞的效果。像前述的淋巴球T細胞，將成爲免疫機構的中心細胞。

這個實驗的結果，是由東北藥科大學的鈴木茂生教授們的一群人所發表的，但鈴木教授們更進一步地深入研究，針對從甲殼質殼聚糖中提製出N－乙酰寡糖和脫乙酰寡糖，來調查制癌的作用。將N－乙酰寡糖、脫乙酰寡糖分別投置白鼠的腹腔內，進行癌細胞的移植實驗。結果發現，前者以百分之八十五，後者更以百分之九十三的高百分比抑制癌細胞。

這些實驗的確證明了甲殼質殼聚糖有制癌的作用，但我們有必要去掌握有關正確的內容。那是說，到現在爲止，我們始終都是使用動物的實驗來做證明，而且，就算是投藥方法，或是透過靜脈注射，也同樣是由動物所得證的。所以有個前提，我們是以口服的方式來食用甲殼質殼聚糖，而它到底能有多少制癌作用呢？這在醫學的資料數據上，尚未明確發表。

但是，實際上，服用甲殼質殼聚糖的人中，表示對癌症具有效果的例子，事實上倒不少。當然，那些病例都僅是個人的看法，並不能以偏概全。在那前提下，我試採用了幾個病例。

●被診斷為「白血病」的人之體驗

O．A先生（七十九歲）在一九九二年七月，由於體能狀態不佳，於是到醫院接受檢查，而得知患了白血病。所謂白血病也稱爲血癌的病，O．A說那時他連這類的知識都沒有。同一年的十一月，O．A住院，並利用在病床上的時間，閱讀專門的書籍。

O．A說：「我試讀了和白血病症有關的書後，才爲自己的無知感到驚愕！一個人須得依靠氧氣和新鮮的血液才能夠生存，而我的情況，卻是患了那種血液被叫做白血病的嚴重病症。這病症正如同接受死刑的宣判一樣。給我的打擊很大。」

但是，醫院的醫師鼓勵他說：「靠現代的醫療技術和藥物，相信一定能治好。」於是O．A下定決心專心的治療病症。O．A在住院半年後出院，不過依然持續地每週到醫院

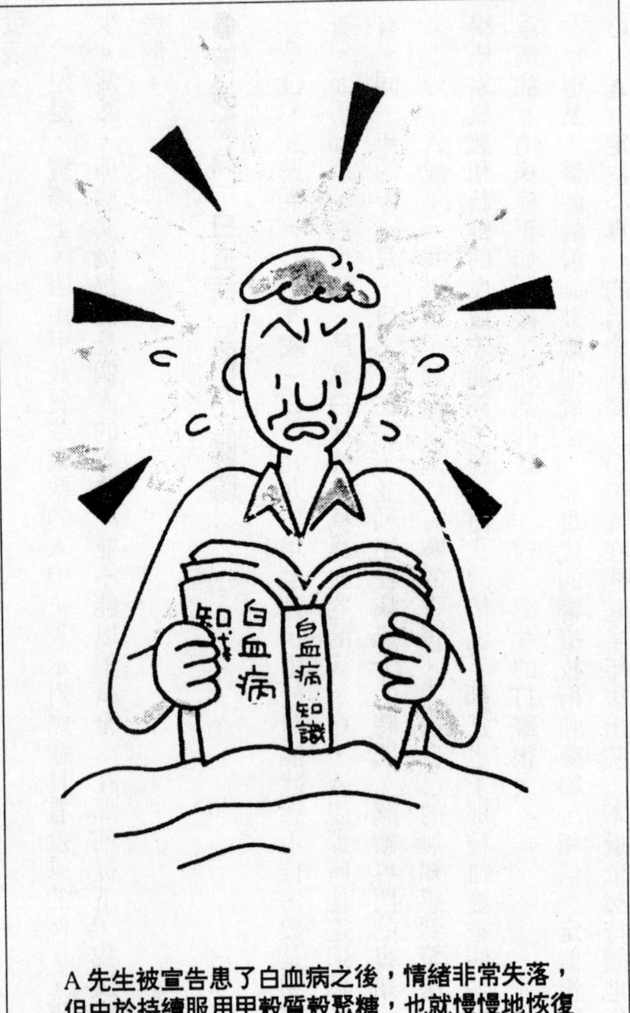

A 先生被宣告患了白血病之後，情緒非常失落，
但由於持續服用甲殼質殼聚糖，也就慢慢地恢復
自信了。

掛門診、打針和過著吃藥的生活。

他說：「可是，一點都看不出有復原的徵兆。在打針後的那一天，會有狀況出現，就是從黃昏時分身體會發高燒，必須持續冷敷至翌日的早晨。由於發燒而使得我一點食欲也沒有，而且完全没精神。」

在那樣的情況下，O・A得知了甲殼質殼聚糖，這是透過擔心病情的友人，所得到訊息。在那以前，電視節目『NHK報導二十一』中曾報導以「做爲癌轉移抑制劑的蟹・甲殼質」爲題，而友人說不定是由這個節目所得來的印象。附帶說明，報導的內容是：北海道大學免疫科學研究所的研究小組，曾確認甲殼質殼聚糖具有抑制癌細胞的轉移之效果。

於是O・A在一九九三年五月開始服用甲殼質殼聚糖。後來的變化，O・A本身如此說：「從開始服用甲殼質殼聚糖之後，大約經過二個禮拜的時候，排泄大大地改善了。再過了一個半月左右，我的身體狀況也改善了。打針後也不像從前那樣地發燒，而且也有食欲了。當時我的體重大概是五十七到五十八公斤左右，但不久之後，就回升到健康時的六十五公斤了。身體也不覺得疲累。」

O・A在一九九一年被宣布患有白血病之後的非常失落，到現在都快三年了，但如今

Ｏ．Ａ卻給人一種享受活動的樂趣，以及歌頌人生的印象，他充滿著自信，秉著健康，可以自己管理的信念。

他又說：「健康是人類贈送給自己最好的禮物。我深深感受到這句話的真諦。」

Ｏ．Ａ充滿笑臉還說：以前高血壓也恢復正常，白髮亦有轉黑的跡象，這些都是意外的「副產物」。

●不可思議的人類生命力

Ｈ．Ｓ先生（六十七歲），住在廣島縣東廣島市，而他的內人於一九九三年一月底去世。

一九九二年六月，其妻的白血症又再度復發。

Ｈ．Ｓ先生說：「從最初的病發，隔了至今三年半的時間，才又再度復發。醫院的醫生告知內人很難捱過夏天時，家人和內人的雙親在聽到這消息，也都不知所措。」

於是，要是他耳聞對病有治癒的效果時，總不惜爲求得藥方而疲於奔命，到各地方購買名貴的藥，而他的夫人雖服用了，但仍舊沒有多大的效果，使得Ｈ．Ｓ先生百受一種力不從心的絕望感之折磨。雖希望能治癒，但由於這種病，使得他的太太一點食欲也沒有，因而也完全沒有什麼體力，照料這樣的病人，應該十分容易就可想像到M・S先生的辛苦。

那時，H・S先生知道了甲殼質殼聚糖。於是在病急亂投醫的情況下，H・S先生規勸他的太太服用甲殼質殼聚糖。

H・S先生說：「名符其實的如同戲劇性的演變，而漸漸的有食欲感了。隨之，也慢慢恢復體力。所以，雖說主治醫生早在九月的時候，就已宣布了命在旦夕，但卻能拖到隔年的一月。多活了四個月之久。連醫生也都非常的驚訝。」

H・S先生以輕描淡寫的語氣突然轉變聲調，突顯出當時他的內人與病魔搏鬥的情景，是多麼地凄苦。H・S先生接著又說：「內人的家庭護理病房爲無菌室，看護的家人如有感冒的話，就不可在家庭護理病房內看護病人。因此我們全家人都得吃甲殼質殼聚糖。託那甲殼質殼聚糖之福，使得我們能看護到最後一刻。」

H・S先生說：不過他們一家人，以後仍持續的服用甲殼質殼聚糖。H・S先生的至理名言：「在生病之後，才開始想要保健身體的話，不管是有多高明治癒藥物或是多名貴的藥，效果都會減半的。爲了防範到了重病而不可收拾的地步，我覺得平日的預防病發，才是最緊要的。」

突然在某一天，我的女兒被宣告患有癌症的話，該如何呢？那衝擊之大，可能是我們難以想像的。S．F太太住在廣島市，從女婿那兒得知女兒患了胃癌，但他卻一籌莫展。

S．F太太說：「我女兒才三十四歲。這麼年輕，怎麼會得到癌症呢。她有次由於身體狀況不佳，於是到鄰近診所就醫，而醫生說是感冒罷了。但，總覺得不舒服，因此就到吳市的國立癌症中心接受診斷，X光檢查結果，竟是患了胃癌。因不相信這份診斷報告，認爲或許是醫生誤診了，於是就到九州大學的大分醫院接受診斷，但結果還是一樣，須得馬上手術切除。」

手術約經三個小時，S．F太太的女兒，切除了三分之二的胃。而將細胞寄到了東京的癌症中心化驗，結果斷定是癌細胞沒有錯。

她說：「主治醫生宣布，只能維持一年半的壽命。於是全家人，每天過著滿面哀愁的日子。女兒好像也對自己的病，已心如槁木死灰，但當我看到小學二年級的孩子哭腫著眼說：『媽媽得了癌症，將要離我遠去了。』不覺令我椎心泣血。」

S・F太太的這句話，可知癌症不只影響患者本身，同時家人的生活也爲之轉變。我們可了解這個打擊是多麼具有殺傷力。

S・F太太的公司同事知道這件事之後，就勸她服用甲殼質殼聚糖，當時S・F太太心想「凡是有延長生命效果的可能」都得試試看，於是決定讓女兒服用甲殼質殼聚糖。

S・F太太回憶當時的情形說：「從第一次使用抗癌劑之後，就和著牛奶餵她食用甲殼質殼聚糖。但這件事並沒有告訴主治醫生。最初抗癌劑的副作用很嚴重，突然的嘔吐，相當難過的樣子，但後來漸漸的恢復精力。掉髮的情況也減輕許多……」即使第二次使用抗癌劑，嘔吐的情形只發生二、三次而已，連主治醫師都很訝異。因爲精神良好，所以醫生准許她女兒回家住一宿。

她又說：「那效果真是相當令人驚訝，整個人很有精神，像以前沒有的生理期，也恢復正常，她本人和四周的人都感到相當不可思議。」

現在，她女兒也恢復了體力，而且聽說還重反了工作崗位。

人類克服疾病的機構，可說是錯綜複雜地交織各種因素而成。S・F太太的女兒的病例，大概是所做治療發揮了相得益彰的效果吧！再說也可能是她女兒本身的生命力很强，這也是個原因。在現階段中，甲殼質殼聚糖到底在她女兒身上產生多大作用呢？這是我們無法理解的。但是，我只是想將像這樣的一份事實發生的故事，事先做個報告公諸於世。

住在宮崎市的S．A女士，曾在一九八八年十一月住進一家宮崎縣立的醫院。她是因爲被宣布患有乳癌，需要住院接受治療。S．A女士回顧當時與病魔搏鬥的一個月時之生活。她說：

「雖是短時間的住院來說，但每天過著卻都是黯淡悲傷的日子。黃昏時分，由醫院的窗口可注視到每個病房所點燃的燈光都是同一種亮度。但雖是同樣亮度，卻有著不同的命運，有些人由於漸漸復原而感到高興，而有的人卻日漸惡化而感到悲傷，甚至對生命絕望，就這樣放蕩自己的思緒空想。」

以前S．A女士活在固執己見的世界裡，那時她的人生就是頻頻告訴自己「回到過去，回顧從前」等，這個時期的她已掉落在絕望的深淵。

S．A女士在接受放射線鈷療法後，因爲乳癌後遺症的淋巴浮腫，使得左腕變得紅腫，且轉爲紫色。因而，她買進一部價錢昂貴的按摩機，並開始從早到晚，不間斷地使用，不過，效果並不佳。

於是，就在這時從友人得知有關甲殼質殼聚糖。S．A女士回憶當時說：「我想試吃甲殼質殼聚糖看看，於是就和醫院的醫師商量。結果醫生竟說：『那就不要再吃現在的藥，改服用甲殼質殼聚糖試看看。』」

由S．A女士的病例可看出，專攻西洋醫學的醫師中，也有不少人肯定甲殼質殼聚糖的「某種」效果。S．A女士從開始服用甲殼質殼聚糖之後，恢復了以前健康時的身體狀況，連從前有的肩膀酸痛、便秘，也一併的解除了。

S．A女士說：「當時心想上天太不公平，給了我多坎坷的人生。而現在想起，覺得徒有怨天尤人是沒有幫助的。只能說是一切都是天註定的，那時的心情，對人生是充滿著哀傷與悲觀的心態。如今，我過著快樂舒適的生活，不再自憐自艾了。」

S．A女士住院當時眺望隔棟明窗，不覺詠起歌來。

《夜深之際，草叢之下，託蟲鳴不絕，寄人生朝露之語，須盡己之長。》

前面介紹的例子，都是利用甲殼質殼聚糖來減輕白血症，還有癌症治療時產生的副作用，並且，（透過免疫催化作用？）我想能有延長壽命的效果。關於甲殼質殼聚糖對這方面的效果，成人病預防協會有下面一段談話：

「關於甲殼質殼聚糖，我想它可以作爲減輕副作用，以及免疫補助劑的作用，由於能使細胞新陳代謝迅速，所以可能具有快速將藥物排出體外的功能。事實上，我們從以前就開始調查服用甲殼質殼聚糖的人，他們雖接受癌症治療，但就是沒有副作用的病例……」

從減輕副作用的這一點來看，甲殼質殼聚糖在抑制像用以治療B型肝炎、C型肝炎濾過性病原體抑制因子所產生的副作用，效果也非常顯著。

●沒有副作用的健康食品

到現在爲止，K・T先生（住在兵庫縣，六十歲）有過三次手術的經驗。首次手術是切除左肺的一部分。接下來的手術，再切除同的樣部位，第三次則是摘除膽囊的手術。在歷經這些大手術之後，使得他變得比別人多注意健康。據說K・T先生在平日，就隨時留意自己的體力所能承載的負荷量，而且也常服用健康食品。而K・T先生知道甲殼質殼聚糖是來自電視節目。

他說：「記得報導內容是說甲殼質殼聚糖確實有預防癌症的效果。我生過大病，又上了年紀，因而擔心癌症對我的威脅，使得我產生注意的興趣。」

之後不久，內人的朋友也正巧勸他服用甲殼質殼聚糖，於是Ｋ．Ｔ先生開始服用。他說：「我開始感到有反應了，在那之前，也服用過幾種不同產品的健康食品，但到底有何效果呢？我實在感覺不出。只不過，有吃總比不吃好。可是，開始吃甲殼質殼聚糖之後，身體的狀況開始改善。也就是開始有食欲、容易入睡、通便順暢。」

因爲以前Ｋ．Ｔ先生總感覺身體疲累，常常不容易入睡，可是，現在這些毛病都消失了，而且食欲大增。

另外，因手術輸血的緣故，有一次被診斷出是Ｃ型肝炎，但現在肝機能的數值，也幾乎回復正常。Ｋ．Ｔ先生說：「醫院的醫生曾告誡他：胰臟也將會惡化。但到目前爲止，完全沒有毛病。」

現在，每天早上都在自宅的附近散步一小時，然後上班，給人印象就是非常在意健康情況。

現在，人類的平均壽命已延長至八十歲，但如何能在老後仍健康的生活呢？這對任何人來説，都是一個大課題。不用説，能愈早準備如何度過晚年生活愈好。是過來人的K．T先生，還提出這項建議：「只靠三餐來取得必要的營養均衡，在現實中相當不易做到。我覺得還得吃些健康食品來補充無法攝取到的營養。人一旦老了，就開始毛病百出，無論如何都得靠藥來治療。我們大概常聽到老年人是藥罐子的話吧。爲了避免那種情形的發生，在年少時期，就得先做好管理自身健康，這是很重要的。」

因爲他克服重症，且現在又活躍在第一線，由K．T先生來説這句話，更具説服力。

今後我們的社會，將演變爲高齡化社會，在這社會中老人醫療將漸成爲最嚴重的問題。因此，不須依靠藥物來渡過晚年，成爲最要緊的主題。這一點，如適當利用没有副作用的健康食品，不是很具有意義嗎？現在預防醫學的極力呼籲，所以健康食品將會列入第一考慮。

調整腸內環境的甲殼質殼聚糖

●食物纖維是腸內的清潔夫

美食家取向飲食生活歐美化。而現代人由於貪食，在不知不覺中就弄壞了身體。因爲偏食，造成營養不均，且身體也累積了不必要的垃圾食物。不用說，這會妨礙器官正常活動，久之就釀成疾病。

如此之時代中，食物纖維因而受人注目，它也稱爲節食纖維。食物纖維，在腸內不被吸收，它吸收水分而膨脹，之後便被排泄出。因此被稱爲不消化物，它對健康來說是毫無有效作用的食物。

但是，食物纖維能刺激大腸，促進排便，防止有害的物質滯留在腸內。另外，又可吸附膽固醇和毒素，變成大便排出體外，這是它的另一個作用。也就是說，這是個有益的物質，能讓腸內的環境，保持良好的狀態。也因爲在大腸癌的增加之背景下，使得人們得重新評估食物纖維的價值，可說是時代必然之趨勢。

另外，食物纖維大受女性們的歡迎，因爲美容的大敵是便秘，因此爲了消除便秘，達到美容的目的，必須配合食用食物纖維。爲了因應食物纖維的需求，如今市售的纖維飲料，就是從纖維質很多的殼類中所製成的，這類產品正大量出產。

甲殼質殼聚糖是種動物性的食物纖維。也就是說，具有出色的調整腸內環境的作用。像鬼芋和豆類、海藻、毛菇等食品，都含充足的食物纖維，可說是現在在餐桌上相當被看好，且利用價值也不斷的高升中。

●大腸癌不斷地增加

因爲現代人在日常的飲食上經常不攝取食物纖維，結果造成腸內環境呈現惡化。這由大腸癌症患者的增加，可以爲證。

住在京都市的N・K男士（五十五歲），從以前就感覺下腹隱隱做痛。但是，因爲不是持續性的疼痛，所以就忽略了這個毛病。但一九九三年的春天，N・K先生突感一陣激烈難耐的疼痛。他說：「這種感覺就像錐子扎似的劇痛，這次再也無法忍耐了，於是飛奔到醫院去接受檢查。」

經過精密的檢查結果，得到明確的病名是大腸癌。就在這時開始服用甲殼質殼聚糖。

N・K先生那時說：「如果更早些服用甲殼質殼聚糖，說不定可以預防癌症的發生。如今才開始服用，也不能促進健康了。但是，聽說甲殼質殼聚糖有減輕抗癌劑產生的副作用之功能，因此展開長期抗癌症的生活，也許爲時已晚。但我覺得總比都不吃還要好。」

N・K先生得知患有癌症，於是下定決心要去面對它，而甲殼質殼聚糖又正有這方面的功能。

後來手術成功後，須使用抗癌劑來治療。而抗癌劑又有很强的副作用。像受嘔吐的襲擊，什麼也吃不下的病例不少。N・K先生早就拿定主意的結果，他說：「可是，我的情況，卻沒有任何副作用。三餐也照常地吃，沒有頭痛和頭暈目眩的感覺，我想這都要感謝甲殼質殼聚糖，因爲我在手術二個月前就開始服用的關係。」

N・K先生說他手術後身體輕快多了，食欲也增加了。出院時的體重比手術前增加五公斤。而且，大約在出院一個月左右之後就重回工作崗位。

他又說：「同事們覺得我能這麼早就重返工作，實在太不可思議了，大家都非常吃驚。當然，我的客人和我自己也有同感。」

掛著笑容侃侃而談的N・K先生，感覺到人體具備了一種「不可思議的力量」。他說：「可能要稱爲自然治癒力吧！我們要能與疾病搏鬥，完全靠自己身體內的那股力量。當然，手術和藥物也都能夠幫助治病，但我覺得最終那擬似生命活力的泉源，發揮了關鍵作用。至今，這件事對我來說，感觸良多。」

N・K先生在出院後的生活有了改變。以前三餐都草率的解決，但現在卻除了注意三餐的攝取之外，還得考量營養的均衡問題，另外適度的運動也不可少。同時亦一改過去夜貓子的生活方式，並改變爲充實睡眠的規律生活。

N・K先生由於患有疾病，而改變他的健康觀，靠著自己的意志而一改過去的生活。

N・K先生說：

「健康在於生活中。假如在各方面過著不規律的生活，自然治癒就會衰弱的。我想如果能留心飲食和運動，以及睡眠等等生活，就能夠增強生命活力。當然，我覺甲殼質殼聚糖也是一種提升活力的原動力。

●便秘是一切疾病的元凶

住在宮崎市的G．H女士（七十四歲）說她向來討厭藥物。她現今已年過七十，也難免開始覺得自己上了年紀了。

G．H女士說：「丈夫在十三年前因肝癌去世之後，我也一直在思考：往後老年要如何與孩子們度過生活，這讓我很迷惑。」

G．H女士也自然地開始會傾聽有關健康的情報。也因此情況下，才知道有關甲殼質殼聚糖的事情。可是，她生來就對藥物很反感。她說：

「對健康若有幫助，我想吃看看也無妨，只是能夠持續地吃那麼多藥嗎？我感到相當不安。但是，心想先試看看再說吧！最初的一個月，總常忘了服用，但健康狀態比以前要好，所以，以後我決定繼續服用。」

繼續告訴我們效果的真實感。後來，G．H女士也有了可喜的變化。她說：「事實上，以前我的便秘情況相當嚴重。但，不知不覺中已完全治好了。到現在，我每天都覺得心曠神怡。」

據說難治的便秘會黏附在腸子，成爲一切疾病的元凶。可見，每天順暢的通便，的確爲維護健康的最基本工作。所以，G・H女士能在老年時依然充滿信心也不是沒有道理的。

她又說：「我的健康秘訣，那是由於長女在四十一歲時，在一次集體的身體檢查中，被診斷患有初期的子宮癌，於是就接受手術治療，之後，我和她就一起服用甲殼質殼聚糖。結果，她現在五十一歲了，健康情況也好多了，還從早到晚爲家事奔忙。」

雖然沒有生病，但仍須努力來維持健康。G・H女士的例子，可說是在漸進入老齡化社會時，爲我們指示出的一條生活方式的方向。她的作法，對她本身，不用說也帶給她的家人和社會地域，無疑的最有聲望的楷模。

●腸內的有利細菌之功能

據說在我們腸內之細菌種類約有一百三十種，而總數也有一百二十兆之多。這些腸內細菌，於食物被消化分解後進入小腸時，在此被吸收之時，發揮極大的功能。若沒有腸內細菌的功能，就會造成輸往血液中的營養，若有若無的被吸收。

當然，腸內細菌也不是對人體都有利，也有些有害的細菌。另外有種細菌是當身體健康時，才能發揮有效的作用；若爲不健康的狀態時，就會轉爲有害菌。

對身體而言，能發揮功能而具有代表性的腸內細菌，以乳酸菌和乳酸桿菌等最爲人知，而具我所知，甲殼質殼聚糖具有使腸內細菌增殖的作用。像九州大學的菅野道廣教授們，他們曾經透過動物實驗之研究結果整理出：甲殼質殼聚糖可以使有利細菌容易繁殖，同時也顯示它對大腸菌等起了抗菌作用。

現在。含有乳酸菌和乳酸桿菌的飲料等也大受歡迎，因此菅野教授們研究：若也將甲殼質殼聚糖製成飲料的形式，應用到人類的身上，那麼製造腸內細菌的能力，可望更上一層樓。總之，不是靠外界來攝取乳酸菌和乳酸桿菌，而是由體內能力來使腸內細菌類增殖。

腸內細菌不只和養分吸收有關，另外也影響到對免疫力和解毒作用的能力。例如：以食物的方式攝入蛋白質，靠著各種消化酵素的作用，被多種類的氨基酸所分解，但，這些氨基酸若和有害的腸內細菌起了作用，就會產生毒素。結果，就製造出像胺、吲哚（氮）、苯酚、硫化氫、氨等。

這些成分對人體實在是有害的，像胺被認爲是血壓上升和肝性昏睡的原因，而吲哚、苯酚被稱爲是致癌的物質。另外，體內若產生大量的硫化氫、氨，則有損健康的。

也就是說，爲了維持健康，必須抑制有害的腸內細菌之增殖，但相反地，增殖有利的腸內細菌，而且不要產生危害健康的物質是最佳之途。甲殼質殼聚糖擁有增殖有利的腸內細菌的作用，在這方面，它對健康的貢獻良多。

對於好轉反應的認識

●好轉反應的諸症狀

假如開始利用健康食品，有對身體產生某種「變異」的情形。利用者一般大概都會在此時有「說不定這種健康食品不合我的體質」的判斷而中止服用。但是，這種稱爲好轉反應，是完全不同於服用醫療藥品而引起的副作用。接著就說明一下吧！

好轉反應又稱爲調整反應。由於健康食品進入身體，使身體得到以前沒有的刺激，身體因而起了反應。這雖是好轉反應，但這反應並沒有持久，身體若順應的話，那反應便消失。例如：端坐時站起身來，因爲血液循環一下子改善了。而感到麻痺感。好轉反應也就可想成這樣類似的反應。

總之，好轉反應是顯示身體回復到正常狀態的現象。而其表現方式也有各式各樣，個人的差異也很大。這是說好轉反應因過去的病歷和所服用的藥物之種類、數量、飲食生活和精神上的狀況等等的生活環境等的條件而異，而表現方式也有所不同。

典型的好反應有如下的情形：

●鬆弛反應：有時會出現睡意、疲累、倦怠疲乏感等。以前沒有發揮正常功能的臟腑，等到開始回復本來的機能，一向和它配合的其它臟器之間的平衡，就開始崩潰。那和這個反應是有關聯的。

●過敏反應：其代表性症狀有便秘、下痢、紅腫、疼痛、出汗等。所謂慢性病的狀況中，症狀並非急切而激烈，而是和其穩定的程度狀態有關。此狀態由於在擬似將要治癒疾病所刺激之下，一時性地變成慢性病前暫時恢復為急性的狀態。另外，同時有好幾個地方出現毛病的時候，好轉反應會從最嚴重的部位依序出現。

●排泄反應：出疹子、疙瘩、眼屎、尿的顏色變化、皮膚的變化等。這是身體解毒作用的表態，在我們體內受到健康食品的刺激，身體中分解老化廢物、疲勞物質，以及排泄時才會發生。

●**復原反應：**發熱、疼痛、腹痛、嘔吐、疲乏感等。遇到以前血液循環不良的部分得到改善，接著停滯污染的血液暫時開始產生循環。血液變爲乾淨的，且血液循環變好了的話，這些症狀也就消失了。

●假如嚴重時，得向醫師請教

這些好轉反應，雖如前述那般，是身體回復到本來擁有的機能時所產生的徵兆，但症狀特別地激烈，或者是持續不斷的時候，應該去請教專家。因爲也有所利用的健康食品之成分，不合體質的情況。

在這次採訪的甲殼質殼聚糖的利用者當中，出現好轉反應的個案也不少。那些實際情形是怎麼一回事呢？現在就來作個介紹吧！

二十八歲的M．T小姐。現住在宮崎市，是一個擁有八個月大寶寶的媽媽。這位M．T小姐，是在懷孕中發現了卵巢膿腫，雖然醫師勸她在生產後手術切除，但M．T小姐仍期待自然治癒力，遂加入利用甲殼質殼聚糖的人之行列。現在就來聽聽M．T小姐從開始服用以來的經過。

有如下的過程，她說：「因爲嬰兒須依賴母乳，開始服用時內心感到相當惶恐，第三天時皮膚的黯淡無光消除了，並好像變白了似的。」

好轉反應的出現是從翌日開始的。M．T小姐接著說：「第四天開始頭暈目眩。因爲那時每回餵小孩母乳時，總會睡著了，所以再怎麼說也多少會擔心。何況我自己也沒有發現好轉反應已經開始了。」

M．T小姐帶著小孩到公園去盪鞦韆時，會有頭痛和嘔吐感。而且據說一回到家，身體便感到疲累，有一股睡意撲襲而來。

她說：「當時我就隨地橫躺，倒頭大睡，但想不到當晚，小孩子排出大量的糞便。排便雖是每天正常的現象，但那晚所排出的是平時量的二倍。接著，最後好像是便秘一般吧！排出了許多水狀似的糞便。」

到了第二天，M·T小姐也感到了腹痛，去了洗手間，同樣地還是排出大量的糞便。

她說：「到了第五天，眼睛的深處感到疲倦，並用手按摩了好幾次。而且頭後面的延髓部位也覺得很沈重，並一直持續著不舒服的狀態。所以只好三、四天不吃甲殼質殼聚糖。可是，不舒服的狀況並未改善，頭痛和延髓的沈重感也未消失。並一直受陣陣睡意所襲擊。」

M·T小姐說她從以前在天冷的日子，腳的血管就會青腫浮起，並感到疼痛，但這時候天氣雖還不冷，卻總覺得什麼東西包住了整隻腳，疼痛不已。她說：「到了第十天左右，身體狀況大致有了相當的改善，所以稍微增加了甲殼質殼聚糖的量，又開始服用甲殼質殼聚糖。接著過了一個半月，偶爾也會覺得頭暈，但如今已不再感到疲累，可以和孩子到處活動著。」

我們都聽說了育兒談何容易這句話，想不到M·T小姐的情況，卻似乎忙得不亦樂乎。

她又說：「後來孩子的情形也改觀了，剛出生時也許有些特異性，使得皮膚不好、乾燥；如今，感覺白白嫩嫩的，光豔地有如剛剝開之蛋白。」

這點可能是透過母乳，供給嬰兒甲殼質殼聚糖所受到的影響吧！

有點小病卻反而長壽，是一句常被使用的話語。住在長崎市的I．F先生（七十五歲）卻不只是一種病，而是一直為很多的毛病所困擾的人。光是提到肝功能障礙、糖尿病、白血球減少症、白內障等主要的疾病，就很難想像I．F先生每天過得是什麼的日子了。I．F先生一邊持續地治療，並一邊從事工作，他說只要有口碑不錯的健康食品之類的，他都嚐試過了。

I．F先生說：「總之因為是一種長期疾病，過的是時好時壞，周而復始的生活。因為從一九八五年五月左右，便慢慢地開始惡化。並且已到了四周的人都說『臉色不好哦！最好休息一陣子較好……』那般地步。」

在這段期間，I．F先生除了宿疾之外，頭痛、肩膀痛、右胸和右橫腹的疼痛也接踵而至。此外，可能是因為為了治療糖尿病而使用胰島素的緣故，陷入低血糖的狀態，全身寒顫不已，連視力都降到零點六。雖然I．F先生一向不在意這些情形，但也因工作沒有辦法持續，於是在九月決定要退休了。

就在那時候，被友人勸告服用甲殼質殼聚糖。但是，I·F先生從以前就試過各種的健康食品，但並未感到明顯的效果，因此當初是採取了懷疑的態度。

他說：「可是，各方的媒體都曾介紹過甲殼質殼聚糖，且不知怎地，如蟹殼般的力量看上了它呢。抱著不試白不試的心情開始服用囉。光聽勸我的友人說身體狀況會變得十分好，就連帶地覺得有精神多了哩！」

頭一次發覺身體的變化，是在開始服用後，約過了二個半月的時候。至前一天爲止，還有頭痛和頭暈目眩而起不來的狀況，在隔日一覺醒來，身體狀況完全好了。

I·F先生說：「我一說『今天有點怪怪的』，內人就很擔心而面露不安的表情說『若身體不好的話，就去看醫生吧』。但我說『不是的。是全身感覺舒暢且心情很好呢』是這樣的原因，不但妻子嚇了一跳，我自己也因突然的變化而很驚訝。」

I·F先生回憶起當天的日子。若只能用文字來形容，就是突然般，這樣名符其實的變化。之後，身體狀況不曾再惡化，且每天早上一個半小時左右的散步，已成爲I·F先生每天習慣性一定要做的活動了。

他說：「雖然說一個月到醫院檢查一、二次，但醫生說，糖尿病也被控制住了。視力也回復到一點零，再也不會感冒了。我想無事一身輕，因而心理壓力消失了，這也是身體好轉的原因；不過，我也總覺得好像甲殼質殼聚糖的影響還是很大的。」

只是，開始服用甲殼質殼聚糖約經過六個月的時候，據說會出現好轉反應。情況是下半身會出現風疹塊，舌頭的表面也出現了綠色苔蘚狀般的東西。

他又說：「癢得無法忍受，去找專科醫生接受診斷，他也說原因不明。但，約一個月風疹塊就消失無蹤，舌頭也回復到原先的狀況。」

據說後來完全再也沒有出現風疹塊。

雖然體弱多病，但I．F先生如今已回復良好的身體狀況。I．F先生透過自己的體驗發現了嶄新的生活意義。以後，他成了一個爲健康而煩惱的人之軍師。

他說：「我這狗頭軍師，還沒有到那種可以爲人解惑的程度，不過是因爲我對健康的煩惱所產生的痛苦瞭若指掌，所以我或許多少可以給予一點建議。」

這樣子的I．F先生今天也開車到處巡迴訪問一些爲健康而煩惱的人。

「健康食品」甲殼質殼聚糖的課題

●如何建立品質的標準和販售業者應有的方式

在健康食品市場中，甲殼質殼聚糖如前述那般地快速成長著，暢銷產品吸引許多業者競相投入而難免會有功過兩面。業者間切磋琢磨，造成研究的精進，使這個甲殼質殼聚糖原料的可能性更廣泛地推展，是功的那一面，反之，因爲廠商的競相林立，也不得不令人擔心產品會逐漸走向品質低落的方向。

爲針對現實，於是財團法人日本健康·營養食品協會，這個制定有關健康食品的自主標準的機構，便在今年一月召開『甲殼質殼聚糖作業部門會議』的第一次會議，開始著手準備制定有關甲殼質殼聚糖的規格標準。當然，規格標準的設定一定是淘汰的步驟，但顯然最後還是要回歸於業者的姿態問題。現在，我們試著向某個業者打聽甲殼質殼聚糖的最近消息。

在前述的作業部門會議中，也連名的『神田物產』（總公司，靜岡縣富士市）從一九八六年起就販賣甲殼質殼聚糖爲材料的健康食品。算是一家老字號吧！

現任的董事長神田優子小姐，說明開始經銷甲殼質殼聚糖的機會如下所述：

「認識甲殼質殼聚糖，是由於電視播放的緣故。我心想如果它真的對健康那麼好的話，是否能夠設法製成健康食品呢？於是找了各家的研究學者們商量一番。

因爲我們是販賣業者，對於成分的調配等專門性的內容完全不懂，所以，一有機會就四處向人請教『用什麼，且怎麼樣的東西來配合的話，對身體會更好呢？』打聽的結果得到了它是個了不起的產品之感想。」

只是當初剛完成產品時，董事長自己也沒有多大信心，似乎是還未到多麼「熱心」的愛用人士之程度。

她說：「當時董事長是我的先生，再說我本身一向健康，所以只有在有一點頭痛的時候，或是肩膀酸痛的時候才吃的程度。」

但是自從三年前左右，變成每天持續服用後，想不到身體狀況有了這樣的變化了。

她又說：「本來我的血壓是非常的低，上限還衝不破九十大關的。可能是開始吃甲殼質殼聚糖的三個月左右的時候，有個人壽保險的外務來招攬，勸我投保。

但是，我拒絕說『血壓過低，可能通不過檢查』。可是，爲了慎重起見而測量了血壓，醫生卻說『血壓正常』。我不相信這樣的結果，所以再量了一次，仍是有一百一十五左右呢，真令人驚訝。」

她還說一向容易感冒的毛病也完全消失。早上一覺醒來，也是心情爽快，既然她本身有過這種體驗，對產品信心的加深，自是不難想像。她又說：在甲殼質殼聚糖的利用者之中特別印象深刻的是這個案例。

「是一個竟然聚集十三種病症於一身的人。但約開始服用甲殼質殼聚糖的一年左右後，卻降到只剩五種而已。他本人最震驚的是：似乎糖尿病改善了的現象。以前因爲糖尿病的關係，不但有眼底出血的狀況，眼前也常黑朦朦的一片狀態，心想重考駕照已無希望了。

後來，抱著不考白不考的心情，重考的結果，一考就合格了。接著爲了眼睛的白內障而住院檢查，於是被告知已不需要手術了呢！」

聽了這樣子的體驗，在健康食品的推銷上，的確是一個助力吧！但說起來，所謂健康食品的這個部門，也真是困難重重。例如，受到文宣廣告的限制，不能大拜宣傳效果和效能就是其中之一。神田小姐爲了彌補此缺陷，改往對健康知識更深一層了解的方向著手。

「販賣健康食品的場合中，以使用而有好的神效的各人病例爲談話內容，也是其方法之一。姑且不論這種方法是現實的。但，我決定不採取這個方向。我們認爲最大的說服力，仍可作爲是健康正正當當的建議。

例如：針對飲食，也應能夠告訴對方在吃肉的同時也要吃同量的蔬菜才好，或者是告訴對方柔衾厚被不如硬的床會對健康比較好等知識，極日常生活化方面的指導。因爲，我們覺得那不是更重要的嗎？」

以神田小姐爲首的許多工作人員，參與聽講「日本成人病協會」主辦的健康諮詢人員講座，取得健康諮詢人員須具備如下的幾點：

●站在不同於醫師的觀點上，幫助維護健康。

●測定並建立一個不要疾病之健康的環境、肉體、生活等的計畫。

●謀得爲保持健康，以及增進健康的正確知識之普及，並指導人們在日常生活中從事健康上的管理。

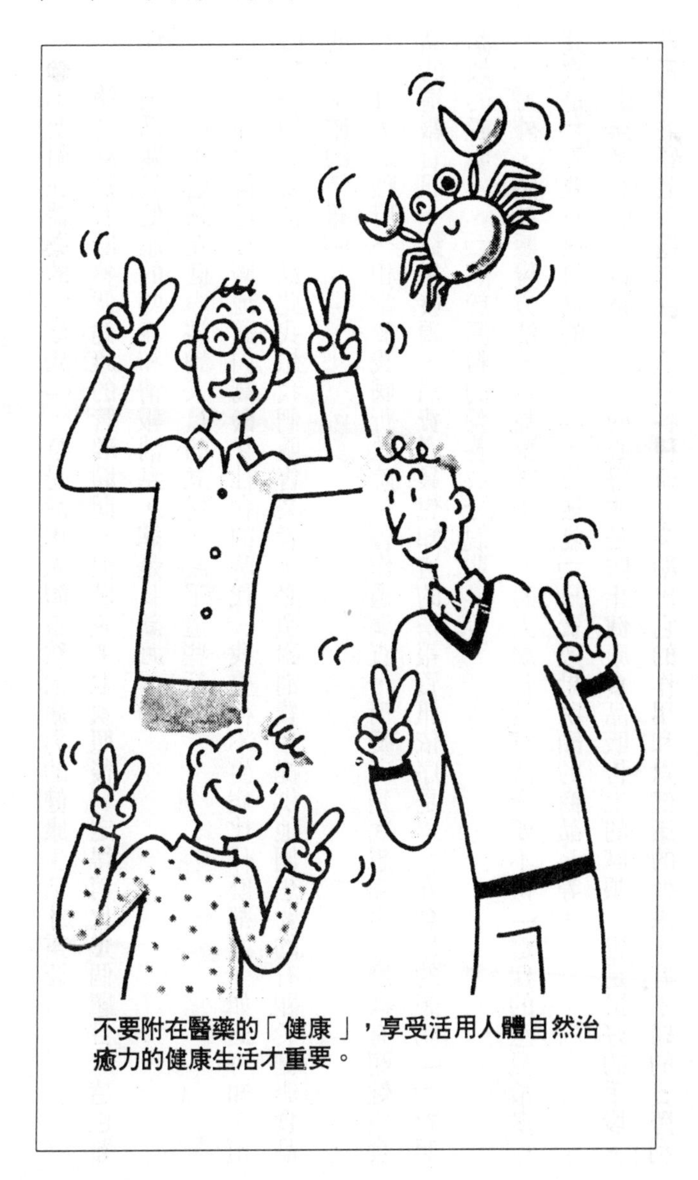

不要附在醫藥的「健康」，享受活用人體自然治癒力的健康生活才重要。

●不要附在醫藥的「健康」，享受活用人體自然治癒力的健康生活才重要。

總之就是有關整個健康的管理顧問。但聽說考取執照後一定得消化幾個題目。這也難怪，因爲關於健康的知識和情報消息，總是日新月異的。

神田小姐站在健康諮詢人員的立場，說了這些話。

「在這個已逐漸地邁向高齡化社會的時代，我覺得不生病比什麼都好。如此可知，預防醫學的重要性。爲此我想我們販售業者，必須對消費者提供他們想要的有關於健康食品的『正確的情報』。」

日本總理府（相當於我國行政院）曾作過調查，消費者到底想知道什麼樣有關健康食品的情報資訊。結果發現，消費者最想知道的情報資訊依序是：「安全性的說明」「對照藥效的說明」、「關於原料的營養成分說明」等。

另外，關於販賣方法的意見要求中，「誇大廣告的宣傳最要不得」這樣的意見最多。其次是「不要趁火打劫的販售」，最後是「只賣效果明顯的商品」等。

毫無疑問的，接納消費者的心聲才是防止健康食品販售上的麻煩，也是最好的手段。

針對甲殼質殼聚糖來說，透過各種研究突顯出它的作用和對健康的效果，有不錯的實際利用之成果。就因爲如此，我覺得透過錯誤的販售方法來貶低對甲殼質殼聚糖本身的印象，未免太可惜。

那麼甲殼質殼聚糖的現況和實際上在健康食品業界心目中的形象如何呢?我們試著向前面所提的神田小姐請教。

「的確，也有那樣子的方法吧!那樣的一時現象，很難去避免。不能否定也有那種只計算集合了多少人，能賺多少錢的販賣業者。

但是，那樣子的想法，到頭來不也維持不久嗎?換言之，賺錢的原因，並不是迷戀著甲殼質殼聚糖這個原料，而是只要能變成錢的商業材料，什麼都可以的想法啊!

只是那些人把專業的研究者們的研究成果，任意的利用在販售上的作風是令人困擾的。對於甲殼質殼聚糖做出那樣的事，研究者蒙受相當大的迷惑，也是個事實。要扯規規矩矩研究業者的腿，到頭來只是咎由自取罷了。我想仍不能跳脫所謂『產學共同』這樣子的共同信賴關係中，好好溝通並採取共同推薦的方向去摸索吧!

可是，問題是經銷一方的姿態吧。因爲針對甲殼質殼聚糖來說，我們正在利用研究者們的研究結果吧!所以扭曲研究結果應用，利用它是要不得的行爲。我們自身也應用功，把它的功能或作用正確地傳達出來。千萬不可以使用會令對方誤會的字詞。尤其在健康食品的方面，誇大藥效的表現方式更是要不得。

如果我們誇大研究的成果資料，把它當作賣點的話，當然研究者們會再也不理我們。」

此外，同樣是甲殼質殼聚糖製品，如果說隨成分的含有量和品質有很大差別的話，這也是問題。那是爲什麼呢？

作者問業者的答案是：「本來像厚生省（衛生署）等的行政當局出面指導最好。比如這種健康食品必須高過這個基準的關卡那樣，如此一來，以假還真的事情就行不通了，也可以確保品質的水準。雖然衛生行政當局對包裝的表示和廣告及用字等內容，也很熱心的在做，但消費者本身完全不審核有最重要的情報資訊的製品內容。所以希望行政當局朝這個方向更用心推展，也是我們的心聲。

關於行政對應上也有一點重新認識的餘地。如果許多人爲獲得知識，而努力的話，不但可以一直過著健康的生活，醫師也能灌注更多時間於診治真正需要治療的人們。等了三個小時後，醫生看病才看了三分鐘，這樣的現象可能會消失。

實際上，若與主婦們談話，可知照顧雙親是最吃力的工作。對他們的先生也有『希望能幫忙照顧』這樣的要求。故然，照顧生病的公婆，作爲一個現實的問題，無論精神上或肉體上都非常大的負擔。

所以如果老年人儘可能長保健康，這樣就可以靠自己吃三餐，也可以自己洗澡，如此負擔就會減輕許多了。因此我們有滿腔希望能助主婦一臂之力。」

●霸王硬上弓的商品販售制度會降低商品價值

關於健康食品的問題點，還有一點我們不能忽略的是它的販售制度。健康食品的販售方法除透過藥局等的小零售商外，也有郵購、推銷。大部分的麻煩，毛病是在郵購、推銷等，跟所謂「直銷」（無店鋪販賣」）有關。實際上寄給國民生活中心關於健康食品的販賣的申訴案件的數目，是緊跟在毛巾、寢具類後第二多的。

若舉申訴內容來看的話，多如以下般的內容。

●向老年人或未成年者、殘障者等招攬、勸誘、販賣。

●招攬時誇大藥效，使消費者誤解商品內容。

●實施多量、高額的契約。
●隱瞞販賣目的的招攬。
●霸王硬上弓，長時間的販賣。
●拒絕緩衝期（cooling off）。
●經過該商品的飲食療法，導致身體發生殘障。

今後，對健康的關心程度，必然會日益高升。既然如此，人們對健康食品的注目也應該愈來愈大，市場更是熱絡。結果消費者在良莠不齊的許多健康食品群中，須能學會選擇真品的眼光。至於作爲判斷標準的包裝表示的問題，依現狀而言，以行政當局爲首，在業界方面也是問題堆積如山。

第四章

面對甲殼質殼聚糖的未來

●市場的擴大與爭論點

像前面所說的，甲殼質殼聚糖的利用範圍涉及廣泛。在其中和我們有最直接關係的應是在醫療領域，或者是健康食品的範疇的利用方式。尤其是在健康食品範圍內的甲殼質殼聚糖製品的成長率更是顯著。像去年的時期，市場規模突破一千億日圓，而之後也沒有衰退的跡象。

加入該市場的企業在全國竟有六十家以上，因此展開激烈的競爭，這也是不難想像的。但是，市場愈擴大，或是經銷公司亦多的話，問題自愈易產生。最重要的，不用說，當然是品質的問題。

事實上，不久前也看到經銷甲殼質殼聚糖的製品，那裡面的內容卻有很大的品質差異。

單就甲殼質殼聚糖的含有量而言，或多或少有十毫克的差別。在日本健康營養食品協會固然正推動著爲設定規格標準的準備，似乎統一規格的設定仍要再花一些時間。有一個研究者這樣說了：「到目前爲止，幾乎是放羊吃草沒有人管的狀態。所以像是蟹殼，不論如何都是甲殼質殼聚糖這東西的訴求原料。但事實上是分子量，或是脫乙醯化度等等的問題。例如：膽固醇低下作用、免疫催化作用也不一樣等，也不是說凡是甲殼質殼聚糖不論在什麼東西上都能發揮作用的。假如這點曖昧不明的話，雖然好不容易是一個出色的原料，也要儘量避免給人『以假亂真』的印象。若是如此的話，真是太可惜了。」

這一點就變成是業界，特別是販售業界的道德問題了吧！實際上，免疫催化作用最被重視的是七十的脫乙醯化度，但不敢期待所有的甲殼質殼聚糖製品都是使用此含量。

再說，品質的差異應該服用者自己也有感受吧！若各機構發表更深入研究關於甲殼質殼聚糖的結果，如此利用者就也應該能夠具備對甲殼質殼聚糖的知識。若能那樣地發生的話，毫無疑問地，就可從利用者角度來看品質良誘，而作爲休業淘汰的憑藉。

那麼，今後似乎甲殼質殼聚糖的利用價值也可有增無減了。如此一來，也許會發生供不應求的問題。現在，甲殼質殼聚糖主要是從堪察加擬石蟹的殼製造而來，純粹的甲殼質抽取量，是蟹殼全部的百分之二十五到三十的程度罷了。附帶要說明的是，不是蟹殼的部分都包含有甲殼質的量。腹部有許多蛋白質，硬鋏的部分也有許多碳酸鈣。換言之，甲殼質殼聚糖最多的是腳跟部。

不管怎樣，現在甲殼質殼聚糖的年產量在一百噸左右，那些全用在工業上、農業用上，健康食品的原料上僅有百分之三。但是，若將來需要更多的甲殼質殼聚糖的話，做爲原料的紅堪察加擬石蟹將會不足，也是不得不考慮的。但因爲除蟹以外的其他生物也含有甲殼質殼聚糖，所以一般認爲這資源是不會枯竭的。

另外，正開發著從接合菌類的細胞壁抽出殼聚糖的方法。培養唯一的富含殼聚糖的天然物質之接合菌類，必須從它的細胞壁才能得到殼聚糖。但是，這個方法若比較起從蟹殼來抽出的化學處理方法，是有一點點的進步。不過，想得到大量的甲殼質殼聚糖的話，要有相關的設備，以現況而言，成本並不合算。所以，大量而便宜且易獲得的甲殼質殼聚糖，仍是由「廢棄物」蟹殼來利用的好處似乎較多。

●期待更進一步的研究開發

現在，受人注目的甲殼質殼聚糖的研究範疇，在於有無公害環保塑料的應用。最近，塑膠類製品的寶特瓶的處理問題正被報導著，但關於被當作各種飲料的容器使用的塑膠，和聚乙稀的袋子，它的處理法早就成爲問題。

事實上，在美國可以看見在州標準下有禁止使用的動向，義大利也提案規定禁止使用的法律。因爲無法腐爛、無法回歸大地，阻礙地上的碳循環的塑膠，給予了整個生態系莫大的影響，還有礙觀瞻的問題。

如今日本通產省（相當於我國經濟部）才湊一腳，開始推埋入土裡的話，會被微生物分解的「無公害塑膠開發計畫」。通產省工業技術院四國工業技術研究所，成功地開發了使用無公害塑料。微生物中有一群叫做屬營養微生物的東西，這是從動、植物殘骸中，取出營養成分而生存下來的，這中間有分解甲殼質殼聚糖的性質。因爲甲殼質殼聚糖就是蟹、蝦等構成護身障礙的成分，有足夠的強度，並且可以分解。從來取代塑料的材料也有了。

假如稱爲生物分解性塑料，這個甲殼質殼聚糖能讓它實用化的話，就可以消除塑料的公害。

不管怎樣，甲殼質殼聚糖當作原料的潛能，仍有繼續研究、開發的餘地。可以說是足足有餘而不嫌少了。就算不是研究者也應該可以用樂觀的心態，來等待到來的二十一世紀甲殼質殼聚糖的應用範圍擴大。

大展出版社有限公司　圖書目錄

地址：台北市北投區11204
致遠一路二段12巷1號
郵撥：0166955～1
電話：(02) 8236031
8236033
傳眞：(02) 8272069

・法律專欄連載・電腦編號 58

台大法學院　法律學系／策劃
法律服務社／編著

①別讓您的權利睡著了[1]　200元
②別讓您的權利睡著了[2]　200元

・秘傳占卜系列・電腦編號 14

①手相術	淺野八郎著	150元
②人相術	淺野八郎著	150元
③西洋占星術	淺野八郎著	150元
④中國神奇占卜	淺野八郎著	150元
⑤夢判斷	淺野八郎著	150元
⑥前世、來世占卜	淺野八郎著	150元
⑦法國式血型學	淺野八郎著	150元
⑧靈感、符咒學	淺野八郎著	150元
⑨紙牌占卜學	淺野八郎著	150元
⑩ＥＳＰ超能力占卜	淺野八郎著	150元
⑪猶太數的秘術	淺野八郎著	150元
⑫新心理測驗	淺野八郎著	160元

・趣味心理講座・電腦編號 15

①性格測驗１	探索男與女	淺野八郎著	140元
②性格測驗２	透視人心奧秘	淺野八郎著	140元
③性格測驗３	發現陌生的自己	淺野八郎著	140元
④性格測驗４	發現你的真面目	淺野八郎著	140元
⑤性格測驗５	讓你們吃驚	淺野八郎著	140元
⑥性格測驗６	洞穿心理盲點	淺野八郎著	140元
⑦性格測驗７	探索對方心理	淺野八郎著	140元
⑧性格測驗８	由吃認識自己	淺野八郎著	140元
⑨性格測驗９	戀愛知多少	淺野八郎著	140元

⑩性格測驗10　由裝扮瞭解人心　淺野八郎著　140元
⑪性格測驗11　敲開內心玄機　淺野八郎著　140元
⑫性格測驗12　透視你的未來　淺野八郎著　140元
⑬血型與你的一生　淺野八郎著　140元
⑭趣味推理遊戲　淺野八郎著　160元
⑮行爲語言解析　淺野八郎著　160元

•婦 幼 天 地• 電腦編號 16

①八萬人減肥成果　黃靜香譯　150元
②三分鐘減肥體操　楊鴻儒譯　150元
③窈窕淑女美髮秘訣　柯素娥譯　130元
④使妳更迷人　成　玉譯　130元
⑤女性的更年期　官舒姸編譯　160元
⑥胎內育兒法　李玉瓊編譯　150元
⑦早產兒袋鼠式護理　唐岱蘭譯　200元
⑧初次懷孕與生產　婦幼天地編譯組　180元
⑨初次育兒12個月　婦幼天地編譯組　180元
⑩斷乳食與幼兒食　婦幼天地編譯組　180元
⑪培養幼兒能力與性向　婦幼天地編譯組　180元
⑫培養幼兒創造力的玩具與遊戲　婦幼天地編譯組　180元
⑬幼兒的症狀與疾病　婦幼天地編譯組　180元
⑭腿部苗條健美法　婦幼天地編譯組　150元
⑮女性腰痛別忽視　婦幼天地編譯組　150元
⑯舒展身心體操術　李玉瓊編譯　130元
⑰三分鐘臉部體操　趙薇妮著　160元
⑱生動的笑容表情術　趙薇妮著　160元
⑲心曠神怡減肥法　川津祐介著　130元
⑳內衣使妳更美麗　陳玄茹譯　130元
㉑瑜伽美姿美容　黃靜香編著　150元
㉒高雅女性裝扮學　陳珮玲譯　180元
㉓蠶糞肌膚美顏法　坂梨秀子著　160元
㉔認識妳的身體　李玉瓊譯　160元
㉕產後恢復苗條體態　居理安•芙萊喬著　200元
㉖正確護髮美容法　山崎伊久江著　180元
㉗安琪拉美姿養生學　安琪拉蘭斯博瑞著　180元

•青 春 天 地• 電腦編號 17

①A血型與星座　柯素娥編譯　120元
②B血型與星座　柯素娥編譯　120元

③O血型與星座 柯素娥編譯 120元
④AB血型與星座 柯素娥編譯 120元
⑤青春期性教室 呂貴嵐編譯 130元
⑥事半功倍讀書法 王毅希編譯 150元
⑦難解數學破題 宋釗宜編譯 130元
⑧速算解題技巧 宋釗宜編譯 130元
⑨小論文寫作秘訣 林顯茂編譯 120元
⑪中學生野外遊戲 熊谷康編著 120元
⑫恐怖極短篇 柯素娥編譯 130元
⑬恐怖夜話 小毛驢編譯 130元
⑭恐怖幽默短篇 小毛驢編譯 120元
⑮黑色幽默短篇 小毛驢編譯 120元
⑯靈異怪談 小毛驢編譯 130元
⑰錯覺遊戲 小毛驢編譯 130元
⑱整人遊戲 小毛驢編著 150元
⑲有趣的超常識 柯素娥編譯 130元
⑳哦！原來如此 林慶旺編譯 130元
㉑趣味競賽100種 劉名揚編譯 120元
㉒數學謎題入門 宋釗宜編譯 150元
㉓數學謎題解析 宋釗宜編譯 150元
㉔透視男女心理 林慶旺編譯 120元
㉕少女情懷的自白 李桂蘭編譯 120元
㉖由兄弟姊妹看命運 李玉瓊編譯 130元
㉗趣味的科學魔術 林慶旺編譯 150元
㉘趣味的心理實驗室 李燕玲編譯 150元
㉙愛與性心理測驗 小毛驢編譯 130元
㉚刑案推理解謎 小毛驢編譯 130元
㉛偵探常識推理 小毛驢編譯 130元
㉜偵探常識解謎 小毛驢編譯 130元
㉝偵探推理遊戲 小毛驢編譯 130元
㉞趣味的超魔術 廖玉山編著 150元
㉟趣味的珍奇發明 柯素娥編著 150元
㊱登山用具與技巧 陳瑞菊編著 150元

•健 康 天 地• 電腦編號18

①壓力的預防與治療 柯素娥編譯 130元
②超科學氣的魔力 柯素娥編譯 130元
③尿療法治病的神奇 中尾良一著 130元
④鐵證如山的尿療法奇蹟 廖玉山譯 120元
⑤一日斷食健康法 葉慈容編譯 120元

⑥胃部強健法	陳炳崑譯	120元
⑦癌症早期檢查法	廖松濤譯	160元
⑧老人痴呆症防止法	柯素娥編譯	130元
⑨松葉汁健康飲料	陳麗芬編譯	130元
⑩揉肚臍健康法	永井秋夫著	150元
⑪過勞死、猝死的預防	卓秀貞編譯	130元
⑫高血壓治療與飲食	藤山順豐著	150元
⑬老人看護指南	柯素娥編譯	150元
⑭美容外科淺談	楊啟宏著	150元
⑮美容外科新境界	楊啟宏著	150元
⑯鹽是天然的醫生	西英司郎著	140元
⑰年輕十歲不是夢	梁瑞麟譯	200元
⑱茶料理治百病	桑野和民著	180元
⑲綠茶治病寶典	桑野和民著	150元
⑳杜仲茶養顏減肥法	西田博著	150元
㉑蜂膠驚人療效	瀨長良三郎著	150元
㉒蜂膠治百病	瀨長良三郎著	150元
㉓醫藥與生活	鄭炳全著	180元
㉔鈣長生寶典	落合敏著	180元
㉕大蒜長生寶典	木下繁太郎著	160元
㉖居家自我健康檢查	石川恭三著	160元
㉗永恒的健康人生	李秀鈴譯	200元
㉘大豆卵磷脂長生寶典	劉雪卿譯	150元
㉙芳香療法	梁艾琳譯	160元
㉚醋長生寶典	柯素娥譯	180元
㉛從星座透視健康	席拉・吉蒂斯著	180元
㉜愉悅自在保健學	野本二士夫著	160元
㉝裸睡健康法	丸山淳士等著	160元
㉞糖尿病預防與治療	藤田順豐著	180元
㉟維他命長生寶典	菅原明子著	180元
㊱維他命C新效果	鐘文訓編	150元
㊲手、腳病理按摩	堤芳郎著	160元
㊳AIDS瞭解與預防	彼得塔歇爾著	180元
㊴甲殼質殼聚糖健康法	沈永嘉譯	160元

・實用女性學講座・電腦編號 19

①解讀女性內心世界	島田一男著	150元
②塑造成熟的女性	島田一男著	150元
③女性整體裝扮學	黃靜香編著	180元
④女性應對禮儀	黃靜香編著	180元

・養 生 保 健・電腦編號23

①醫療養生氣功	黃孝寬著	250元
②中國氣功圖譜	余功保著	230元
③少林醫療氣功精粹	井玉蘭著	250元
④龍形實用氣功	吳大才等著	220元
⑤魚戲增視強身氣功	宮　嬰著	220元
⑥嚴新氣功	前新培金著	250元
⑦道家玄牝氣功	張　章著	200元
⑧仙家秘傳袪病功	李遠國著	160元
⑨少林十大健身功	秦慶豐著	180元
⑩中國自控氣功	張明武著	250元
⑪醫療防癌氣功	黃孝寬著	250元
⑫醫療強身氣功	黃孝寬著	250元
⑬醫療點穴氣功	黃孝寬著	220元
⑭中國八卦如意功	趙維漢著	

・社會人智囊・電腦編號24

①糾紛談判術	清水增三著	160元
②創造關鍵術	淺野八郎著	150元
③觀人術	淺野八郎著	180元
④應急詭辯術	廖英迪編著	160元
⑤天才家學習術	木原武一著	160元
⑥猫型狗式鑑人術	淺野八郎著	180元
⑦逆轉運掌握術	淺野八郎著	180元
⑧人際圓融術	澀谷昌三著	160元

・精 選 系 列・電腦編號25

①毛澤東與鄧小平	渡邊利夫等著	280元
②中國大崩裂	江戶介雄著	180元
③台灣・亞洲奇蹟	上村幸治著	220元
④7-ELEVEN高盈收策略	國友隆一著	180元

・運 動 遊 戲・電腦編號26

①雙人運動	李玉瓊譯	160元
②愉快的跳繩運動	廖玉山譯	180元
③運動會項目精選	王佑京譯	150元

④肋木運動	廖玉山譯	150元
⑤測力運動	王佑宗譯	150元

•心 靈 雅 集• 電腦編號00

①禪言佛語看人生	松濤弘道著	180元
②禪密教的奧秘	葉逯謙譯	120元
③觀音大法力	田口日勝著	120元
④觀音法力的大功德	田口日勝著	120元
⑤達摩禪106智慧	劉華亭編譯	150元
⑥有趣的佛教研究	葉逯謙編譯	120元
⑦夢的開運法	蕭京凌譯	130元
⑧禪學智慧	柯素娥編譯	130元
⑨女性佛教入門	許俐萍譯	110元
⑩佛像小百科	心靈雅集編譯組	130元
⑪佛教小百科趣談	心靈雅集編譯組	120元
⑫佛教小百科漫談	心靈雅集編譯組	150元
⑬佛教知識小百科	心靈雅集編譯組	150元
⑭佛學名言智慧	松濤弘道著	220元
⑮釋迦名言智慧	松濤弘道著	220元
⑯活人禪	平田精耕著	120元
⑰坐禪入門	柯素娥編譯	120元
⑱現代禪悟	柯素娥編譯	130元
⑲道元禪師語錄	心靈雅集編譯組	130元
⑳佛學經典指南	心靈雅集編譯組	130元
㉑何謂「生」 阿含經	心靈雅集編譯組	150元
㉒一切皆空　般若心經	心靈雅集編譯組	150元
㉓超越迷惘　法句經	心靈雅集編譯組	130元
㉔開拓宇宙觀　華嚴經	心靈雅集編譯組	130元
㉕真實之道　法華經	心靈雅集編譯組	130元
㉖自由自在　涅槃經	心靈雅集編譯組	130元
㉗沈默的教示　維摩經	心靈雅集編譯組	150元
㉘開通心眼　佛語佛戒	心靈雅集編譯組	130元
㉙揭秘寶庫　密教經典	心靈雅集編譯組	130元
㉚坐禪與養生	廖松濤譯	110元
㉛釋尊十戒	柯素娥編譯	120元
㉜佛法與神通	劉欣如編著	120元
㉝悟（正法眼藏的世界）	柯素娥編譯	120元
㉞只管打坐	劉欣如編譯	120元
㉟喬答摩・佛陀傳	劉欣如編著	120元
㊱唐玄奘留學記	劉欣如編譯	120元

㊲佛教的人生觀	劉欣如編譯	110元
㊳無門關（上卷）	心靈雅集編譯組	150元
㊴無門關（下卷）	心靈雅集編譯組	150元
㊵業的思想	劉欣如編著	130元
㊶佛法難學嗎	劉欣如著	140元
㊷佛法實用嗎	劉欣如著	140元
㊸佛法殊勝嗎	劉欣如著	140元
㊹因果報應法則	李常傳編	140元
㊺佛教醫學的奧秘	劉欣如編著	150元
㊻紅塵絕唱	海　若著	130元
㊼佛教生活風情	洪丕謨、姜玉珍著	220元
㊽行住坐臥有佛法	劉欣如著	160元
㊾起心動念是佛法	劉欣如著	160元
㊿四字禪語	曹洞宗青年會	200元
51妙法蓮華經	劉欣如編著	160元

・經 營 管 理・電腦編號01

◎創新經營管理六十六大計（精）	蔡弘文編	780元
①如何獲取生意情報	蘇燕謀譯	110元
②經濟常識問答	蘇燕謀譯	130元
③股票致富68秘訣	簡文祥譯	200元
④台灣商戰風雲錄	陳中雄著	120元
⑤推銷大王秘錄	原一平著	180元
⑥新創意・賺大錢	王家成譯	90元
⑦工廠管理新手法	琪　輝著	120元
⑧奇蹟推銷術	蘇燕謀譯	100元
⑨經營參謀	柯順隆譯	120元
⑩美國實業24小時	柯順隆譯	80元
⑪撼動人心的推銷法	原一平著	150元
⑫高竿經營法	蔡弘文編	120元
⑬如何掌握顧客	柯順隆譯	150元
⑭一等一賺錢策略	蔡弘文編	120元
⑯成功經營妙方	鐘文訓著	120元
⑰一流的管理	蔡弘文編	150元
⑱外國人看中韓經濟	劉華亭譯	150元
⑲企業不良幹部群相	琪輝編著	120元
⑳突破商場人際學	林振輝編著	90元
㉑無中生有術	琪輝編著	140元
㉒如何使女人打開錢包	林振輝編著	100元
㉓操縱上司術	邑井操著	90元

㉔小公司經營策略	王嘉誠著	160元
㉕成功的會議技巧	鐘文訓編譯	100元
㉖新時代老闆學	黃柏松編著	100元
㉗如何創造商場智囊團	林振輝編譯	150元
㉘十分鐘推銷術	林振輝編譯	180元
㉙五分鐘育才	黃柏松編譯	100元
㉚成功商場戰術	陸明編譯	100元
㉛商場談話技巧	劉華亭編譯	120元
㉜企業帝王學	鐘文訓譯	90元
㉝自我經濟學	廖松濤編譯	100元
㉞一流的經營	陶田生編著	120元
㉟女性職員管理術	王昭國編譯	120元
㊱ＩＢＭ的人事管理	鐘文訓編譯	150元
㊲現代電腦常識	王昭國編譯	150元
㊳電腦管理的危機	鐘文訓編譯	120元
㊴如何發揮廣告效果	王昭國編譯	150元
㊵最新管理技巧	王昭國編譯	150元
㊶一流推銷術	廖松濤編譯	150元
㊷包裝與促銷技巧	王昭國編譯	130元
㊸企業王國指揮塔	松下幸之助著	120元
㊹企業精銳兵團	松下幸之助著	120元
㊺企業人事管理	松下幸之助著	100元
㊻華僑經商致富術	廖松濤編譯	130元
㊼豐田式銷售技巧	廖松濤編譯	180元
㊽如何掌握銷售技巧	王昭國編著	130元
㊿洞燭機先的經營	鐘文訓編譯	150元
52新世紀的服務業	鐘文訓編譯	100元
53成功的領導者	廖松濤編譯	120元
54女推銷員成功術	李玉瓊編譯	130元
55ＩＢＭ人才培育術	鐘文訓編譯	100元
56企業人自我突破法	黃琪輝編著	150元
58財富開發術	蔡弘文編著	130元
59成功的店舖設計	鐘文訓編著	150元
61企管回春法	蔡弘文編著	130元
62小企業經營指南	鐘文訓編譯	100元
63商場致勝名言	鐘文訓編譯	150元
64迎接商業新時代	廖松濤編譯	100元
66新手股票投資入門	何朝乾　編	180元
67上揚股與下跌股	何朝乾編譯	180元
68股票速成學	何朝乾編譯	180元
69理財與股票投資策略	黃俊豪編著	180元

⑩黃金投資策略	黃俊豪編著	180元
⑪厚黑管理學	廖松濤編譯	180元
⑫股市致勝格言	呂梅莎編譯	180元
⑬透視西武集團	林谷燁編譯	150元
⑯巡迴行銷術	陳蒼杰譯	150元
⑰推銷的魔術	王嘉誠譯	120元
⑱60秒指導部屬	周蓮芬編譯	150元
⑲精銳女推銷員特訓	李玉瓊編譯	130元
⑳企劃、提案、報告圖表的技巧	鄭 汶 譯	180元
㉑海外不動產投資	許達守編譯	150元
㉒八百件的世界策略	李玉瓊譯	150元
㉓服務業品質管理	吳宜芬譯	180元
㉔零庫存銷售	黃東謙編譯	150元
㉕三分鐘推銷管理	劉名揚編譯	150元
㉖推銷大王奮鬥史	原一平著	150元
㉗豐田汽車的生產管理	林谷燁編譯	150元

•成 功 寶 庫•電腦編號 02

①上班族交際術	江森滋著	100元
②拍馬屁訣竅	廖玉山編譯	110元
④聽話的藝術	歐陽輝編譯	110元
⑨求職轉業成功術	陳 義編著	110元
⑩上班族禮儀	廖玉山編著	120元
⑪接近心理學	李玉瓊編著	100元
⑫創造自信的新人生	廖松濤編著	120元
⑭上班族如何出人頭地	廖松濤編著	100元
⑮神奇瞬間瞑想法	廖松濤編譯	100元
⑯人生成功之鑰	楊意苓編著	150元
⑲給企業人的諍言	鐘文訓編著	120元
⑳企業家自律訓練法	陳 義編譯	100元
㉑上班族妖怪學	廖松濤編著	100元
㉒猶太人縱橫世界的奇蹟	孟佑政編著	110元
㉓訪問推銷術	黃靜香編著	130元
㉕你是上班族中強者	嚴思圖編著	100元
㉖向失敗挑戰	黃靜香編著	100元
㉙機智應對術	李玉瓊編著	130元
㉚成功頓悟100則	蕭京凌編譯	130元
㉛掌握好運100則	蕭京凌編譯	110元
㉜知性幽默	李玉瓊編譯	130元
㉝熟記對方絕招	黃靜香編譯	100元

國立中央圖書館出版品預行編目資料

甲殼質殼聚糖健康法/ヘルス・ライブラリー編集部編著；沈永嘉譯 ——初版，——臺北市，大展，民85 面；　公分，——（健康天地；39） 譯自：キチン・キトサン健康法 ISBN 957-557-572-5（平裝） 1.食物治療　2.健康法 418.91　　85000530

CHIKIN KITOSAN KENKOHO
edited by health Library Editors

甲殼質殼聚糖健康法

ISBN 957-557-572-5

原著者/	健康圖書館編輯部	法律顧問/	劉鈞男律師
編譯者/	沈　永　嘉	承印者/	國順圖書有限公司
發行人/	蔡　森　明	裝　訂/	嶸興裝訂有限公司
出版者/	大展出版社有限公司	排版者/	宏益電腦排版有限公司
社　址/	台北市北投區（石牌）致遠一路2段12巷1號	電　話/	（02）5611592
電　話/	（02）8236031·8236033	初　版/	1996年（民85年）1月
傳　真/	（02）8272069		
郵政劃撥/	0166955-1		
登記證/	局版臺業字第2171號	定　價/	160元

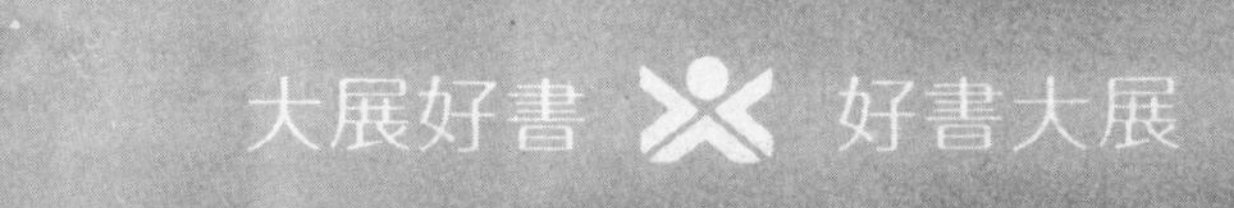
大展好書 好書大展

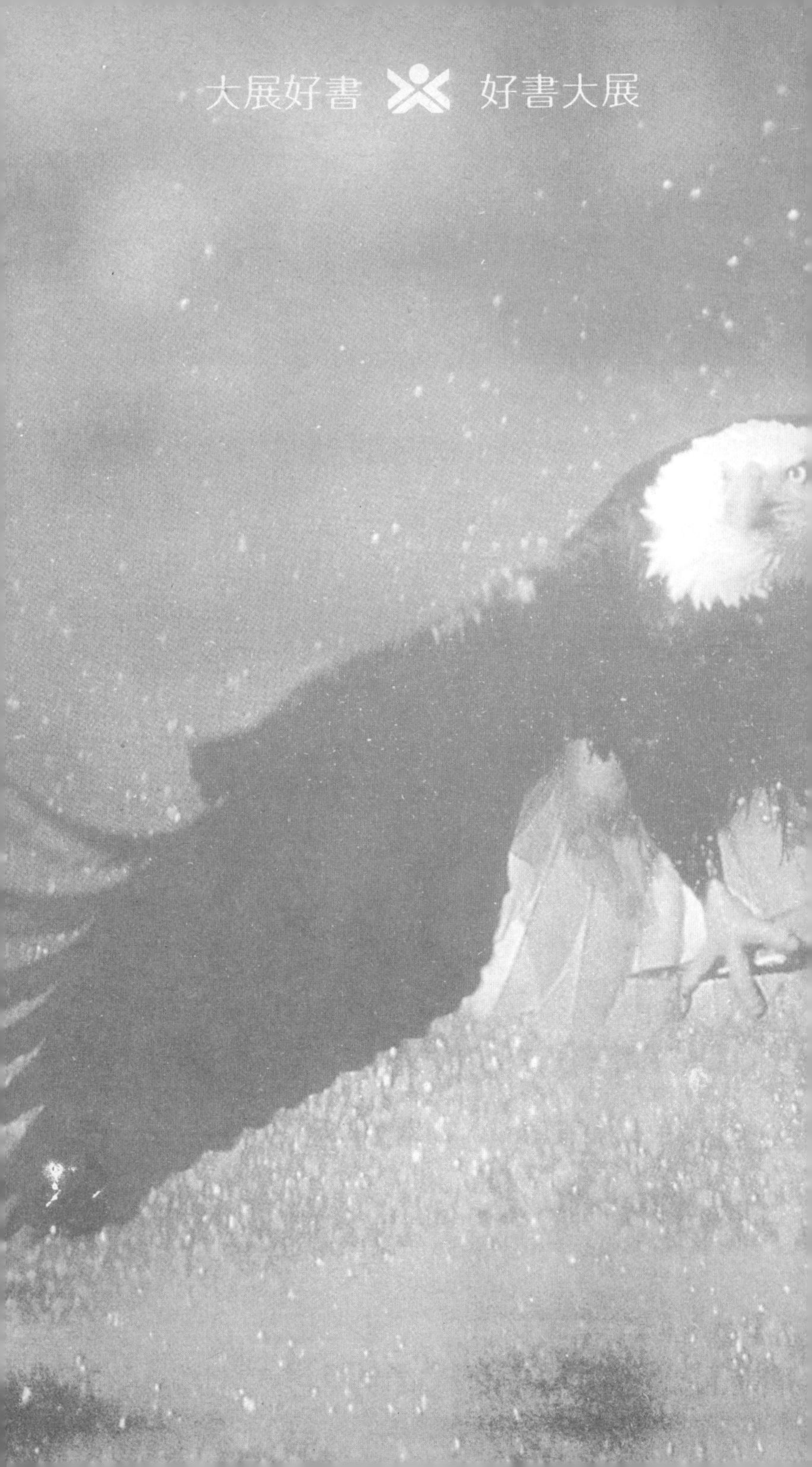
大展好書 好書大展